ウソみたいな人体の話を大学の先生に解説してもらいました。

著
岡山大学大学院教授
中尾篤典
お茶の水女子大学助教
毛内拡
協力
ナゾロジー（科学ニュースメディア）

!?

はじめに

寝る、起きる、ご飯を食べる、会社や学校に行く、仕事や勉強をする…。

読者の皆さんも日々こうした日常を送っていると思いますが、こうした生活を健康に送れているのも、身体が正常に働いているためであることはいうまでもありません。手足や目、鼻、口など自分で意識して動かせるところだけでなく、意識せずとも働いてくれている心臓や肝臓や腸、免疫システム、循環システムなどのおかげです。しかし、皆さんはこうした「身体のこと」についてどのくらいご存知でしょうか。

もちろん、基本的な知識は学校の授業で、ある程度は教えてくれましたし、健康情報は本やＴＶなどでも人気コンテンツです。また、少し気になる症状があってもすぐに病院に行かず、まずインターネットでさっと調べて、どんな病気か見当をつける程度のことは、今では当たり前にやっているのではないでしょうか。

つまり、この本を手に取ってくれた読者のみなさんの健康リテラシーはかなり高いのではないかと思います。

とはいえ、医療の分野では、今も全世界で人体についての様々な研究がされています。その中には、まだ一般の人にまで知れ渡っていない知識が数多くあります、例えば「尿路結石を排出するためにジェットコースターに乗せる」という治療法をまじめに実験している人たちがいます。一見突拍子もないように見えますが、このような研究が治療法につながった例は数多くあります。

本書ではそういった世界中のユニークな研究を用いて大学教授である私たちが専門分野についてわかりやすく解説します。といっても難しい話は極力なくしましたので、どうぞ肩の力を抜いて、時には笑いながらお楽しみいただければ幸いです。

中尾篤典

人工知能が目覚ましい発展を遂げており、未来は明るいと思う反面、少し不安もあるのが正直なところ。人間の仕事の多くが奪われると聞いて、人間にしかできない仕事を見つけようと躍起になっている方も多いのではないでしょうか。
そんな時代背景も受けて、私たち人間の持つ脳の魅力や、脳ならではの能力が見直されつつあります。従来の数値で測れる能力だけでなく、数値では測ることのできない非認知スキルが脚光を浴び始めています。

同時に人類は史上始まって以来の超高齢化社会を迎えており、健康ブームは衰えるどころか、ますます高まっています。健康のためならどんな大金をはたいても惜しくない、そんな声さえ聞こえています。このまま医療が発展していけば、身体のパーツを取り替えながら200歳まで健康で長生きできる社会が来るのかもしれません。しかし、どんなに医療が進んでも、取り替えが利かない唯一のパーツが脳です。いくら身体が健康でも、脳と心が健康でないと生き生きと幸福に生活することはできません。

私たちが暮らすこの社会も政治も経済も、あるいはアートや文学でさえも、全ては脳が作り出しているものです。私は、脳科学に関する正しい知識を身につけることは、現代人の義務であると考えています。つまり脳科学は現代に生きる私たちの必修科目といっても過言ではありません。

皆さんは自分の脳のことをどれくらい知っているでしょうか。果たして私たちが見たり感じたりしているものは、本当に現実のものなのでしょうか。

本書では、最新の脳科学に関する話題から、お茶の間を騒がせたような驚きの内容のものまでを選《よ》りすぐりました。脳のことってここまでわかったんだと思う反面、まだここまでしかわかっていないのかということも含めて楽しんでいただけたら嬉しいです。

人工知能にはまだまだ負けない、驚きと感動の物語のはじまり、はじまり〜！

毛内拡

ウソみたいな人体の話を大学の先生に解説してもらいました。 目次

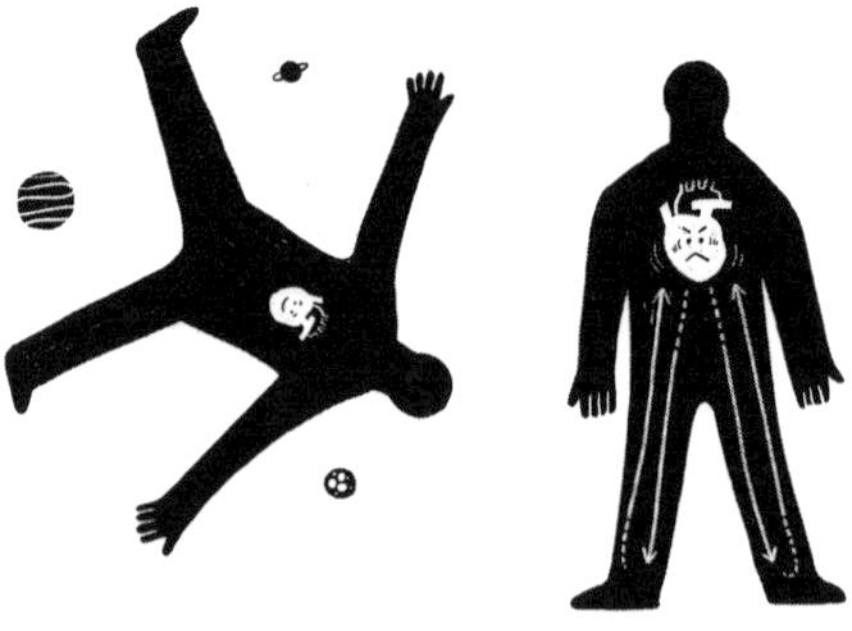

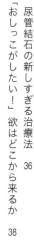

2章　病と戦う免疫の新事実

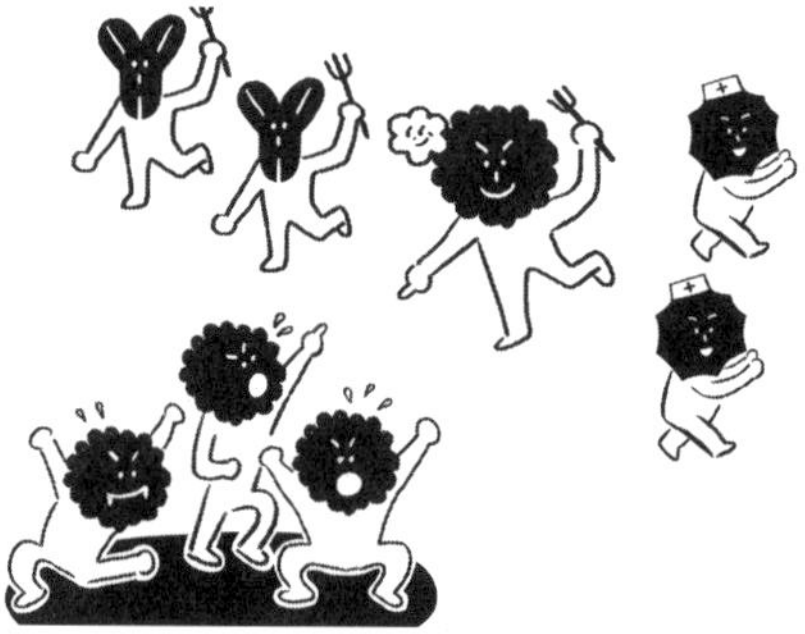

3章　知らなかった目、鼻、口、手の働き

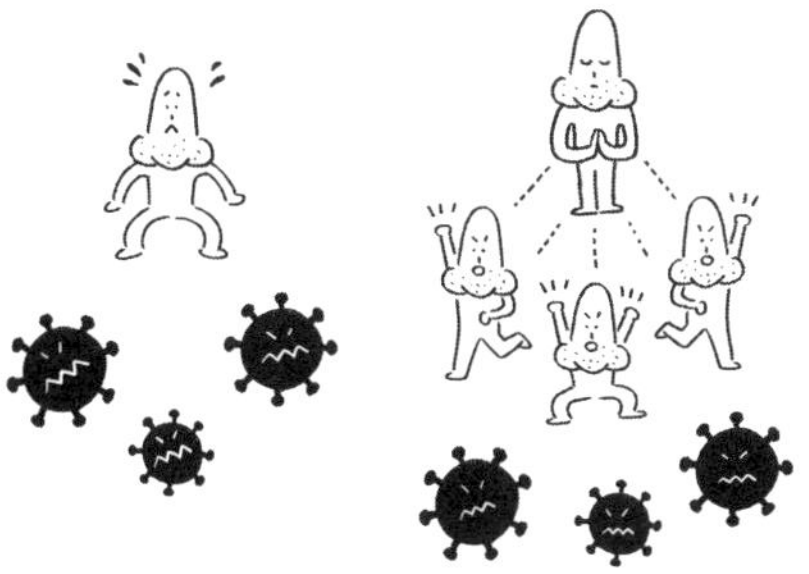

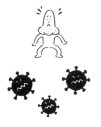

4章　謎だらけの脳

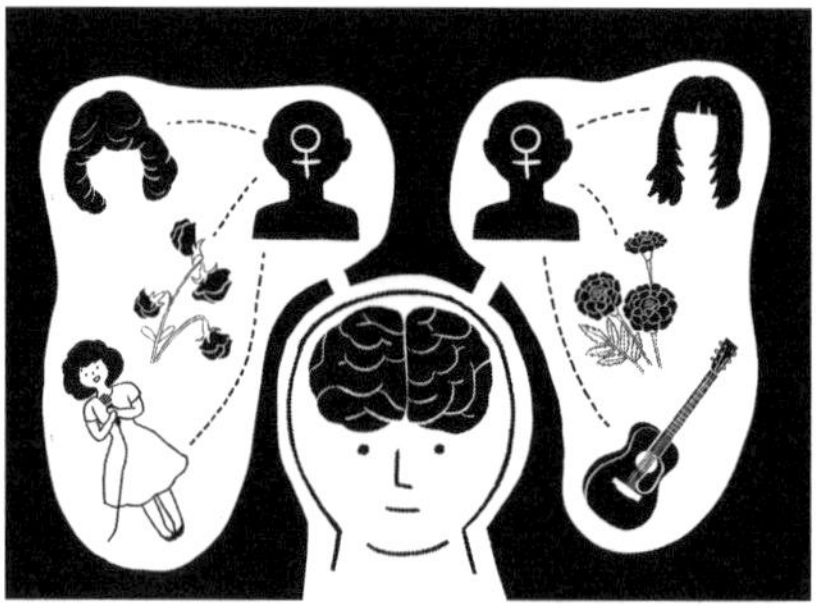

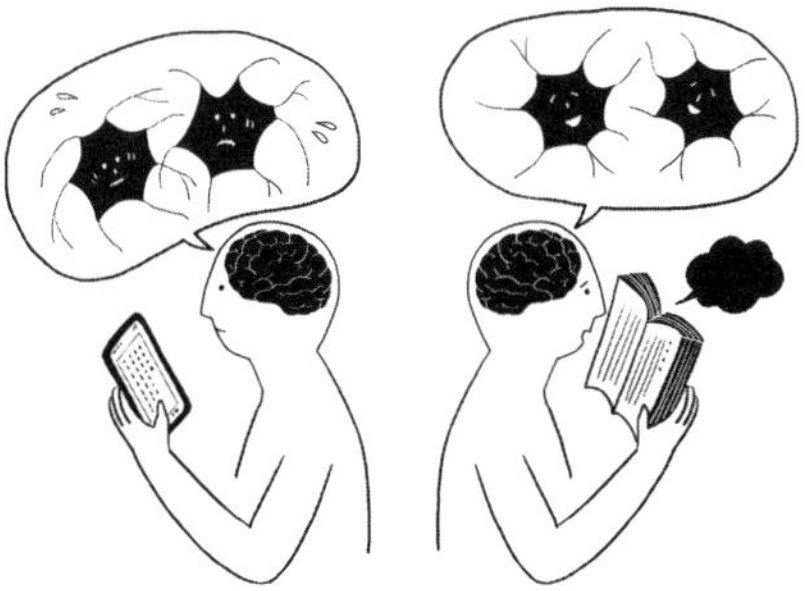

5章　想像できない未来の人体

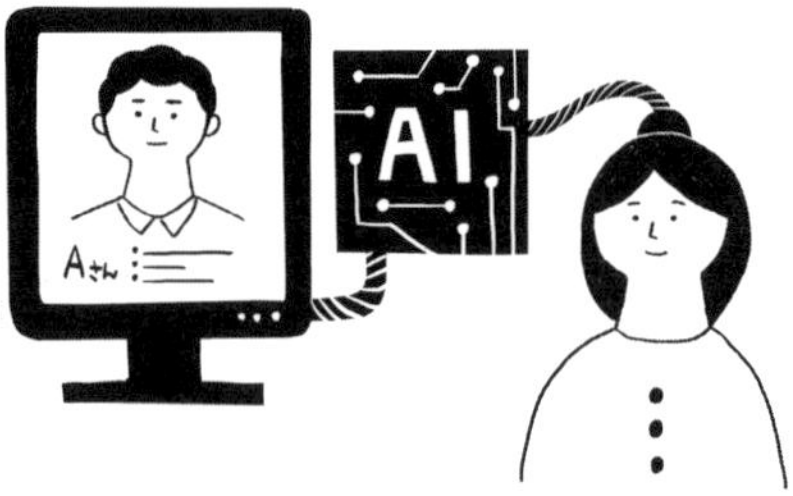

1章

驚きの内臓

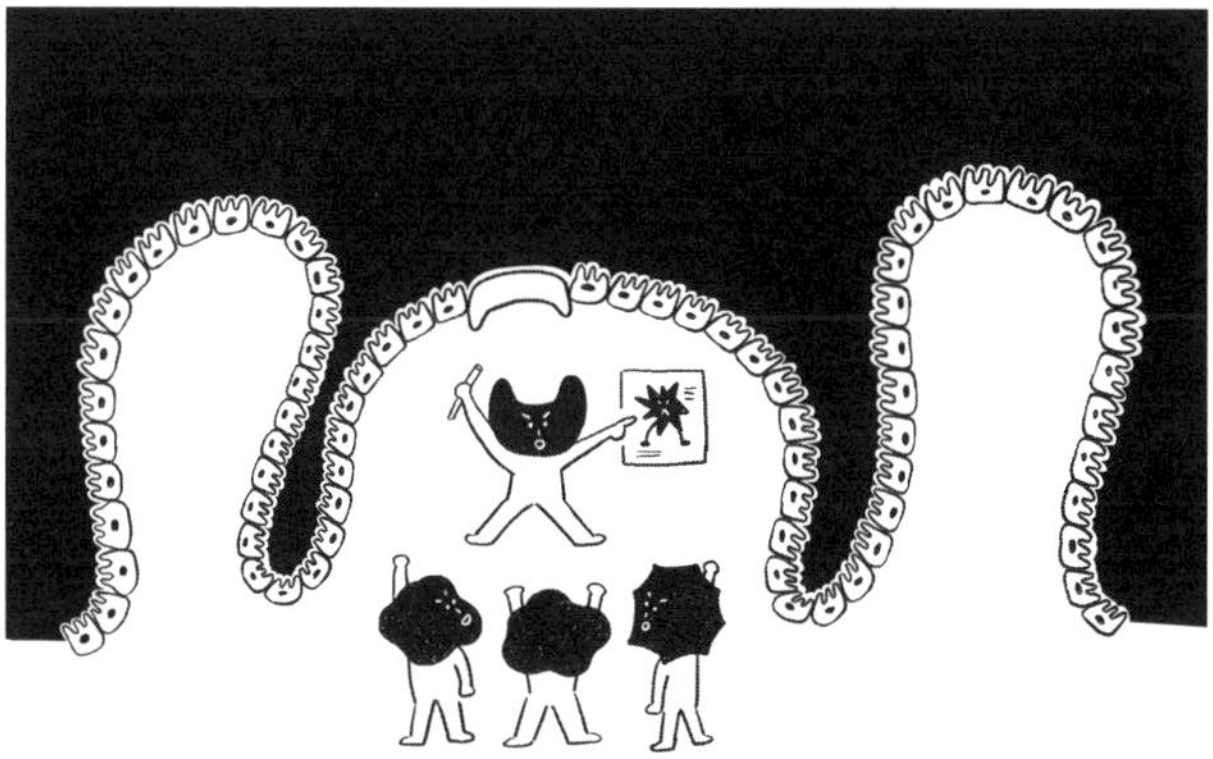

すごすぎる腸

認知症やがんに効く希望の光——うんち移植

さて、1章は内臓についてのお話です。内臓といっても色々あるのですが、まずは「腸活」や「腸内フローラ」などで最近何かと話題の腸のお話からしていきましょう。

いきなりですが、うんちを移植する治療法があると聞いたら驚くでしょうか？私たちの腸の中には「腸内細菌」と呼ばれる約1000種類の菌がいて、その数は約100兆個から1000兆個といわれています。重さにすると約1・5kgにもなり、私たちのうんちの半分はこの細菌たちとその死骸です。これだけ多くの菌が体内にいるので、腸内細菌は私たちの身体に大きな影響を及ぼします。ひとつの臓器のように働いていると考える人もいます。

私たち人間は母親の胎内では無菌で、生まれるときに細菌を浴びます。生まれて数日の間に大腸菌やビフィズス菌などが腸の中で増殖しますが、これらは外敵からの攻撃に立ち向かう「免疫」を獲得する過程で、大きな役割を果たします。そして腸内細菌は母親から授かる独自のもので、性格と似ています。もっというと、生まれてくる瞬間に受け取る腸内細菌によって、その後の免疫力や体質が決まってくるともいえます。① 腸内細菌によって運命が決まってしまうのであれば、腸内細菌を変えればいいと思いますが、個人特有のものなので、食事によって変えることがなかなかできません。そこで、他人の腸内細菌を移植する方法、つまり他人のうんちを腸内に入れる方法が試されるようになったのです。②

若いマウスから取った便を高齢マウスに移植すると、高齢マウスの学習や記憶に関する認知機能と免疫力が大幅に改善し、性格も恐れ知らずに変化しました。③ 若いマウスの便には、代表的な乳酸菌として様々な胃腸薬や腸活サプリに含まれているエンテロコッカス・フェカリスという腸内細菌が多く含まれており、これが何らかの役割をしていることが推測されています。

① Shaw SY, et al. Association between the use of antibiotics in the first year of life and pediatric inflammatory bowel disease. Am J Gastroenterol. 2010; 105: 2687-2692.

② Ley RE, et al. Microbial ecology: human gut microbes associated with obesity. Nature, 2006; 444(7122): 1022-1023.

③ Heijtz RD, et al. Young microbiota rejuvenates the aging brain. Nat Aging 2021; 1: 625-627.

　こうしたうんちの移植はなんと実際に人間でも試されており、がんの免疫療法にも応用されています。がんの免疫療法とは、自分の持つ免疫力でがん細胞を攻撃する方法ですが、悪性度が高いがん患者の一部にはうまくいかないことがあります。

　そこで、免疫療法の効果があった患者からなかった患者へ「うんちの移植」を行ったところ、移植を受けた患者の40％で免疫療法が効くようになり、最も効果があった患者では、がんがほとんど消えていました。免疫力がアップした患者の腸内では、移植されたうんちに含まれる細菌に対抗しようと、抗体が作られますが、この抗体が、うんち中の細菌だけでなくがん細胞も攻撃したのです。④

　ほかにも、太りやすい人にやせた人の便移植をしてダイエットに役立てたり、腸の炎症を治療したりする試みも成功しています。⑤　もちろん、うんちをそのまま口から入れるわけではなく、腸まで届く細いチューブを介して、必要な成分だけが入るようになっています。今後、美しい容姿を持つ健康な若い人のうんちは、薬として使われる時代が来るかもしれません。

④ Davar D, et al. Fecal microbiota transplant overcomes resistance to anti-PD-1 therapy in melanoma patients. Science. 2021; 371(6529): 595-602.

⑤ van Nood E, et al.Duodenal infusion of donor feces for recurrent clostridium difficile. N Engl J Med.2013; 368: 407-415.

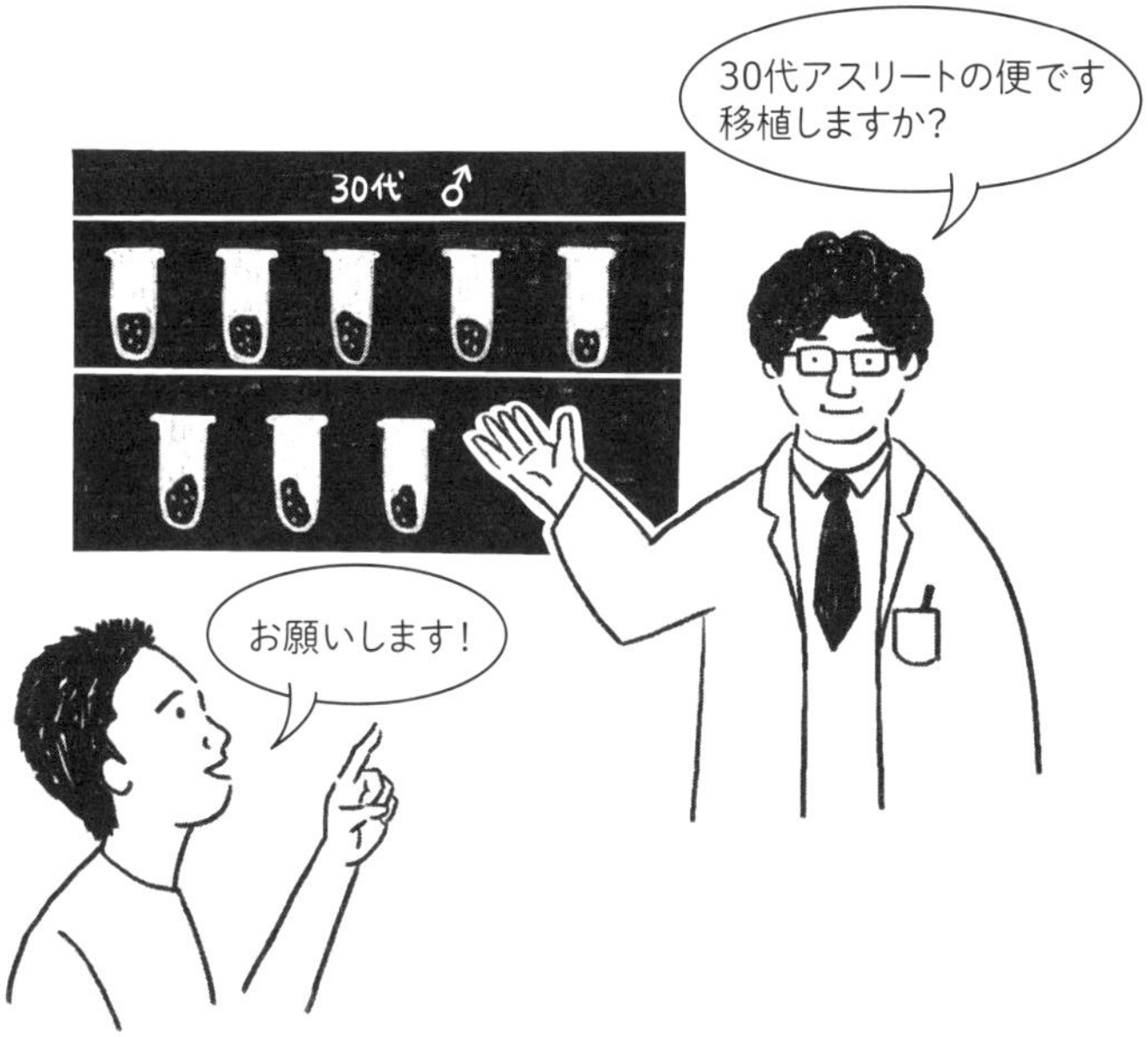

未来の病院ではこうした光景も見られるかも…？

赤ちゃんの腸内細菌はどこから？

さて、もうひとつ、うんちが活躍する話を紹介しましょう。

赤ちゃんの出産方法の多くは、母親の産道を通って出てくる経膣《けいちつ》分娩です。一方、何らかの事情により膣からの分娩ができず、手術でお腹を切って子宮を切開し直接胎児を取り出すのがいわゆる帝王切開です。

そして、赤ちゃんが腸内細菌を獲得するのは母親からといわれていますが、通常の膣から生まれた赤ちゃん（経膣分娩児）と帝王切開で生まれた赤ちゃん（帝王切開児）を比べると、腸内細菌の性質が異なっていることがわかりました。以前から帝王切開のリスクは研究されていましたが、そのメカニズムが腸内細菌の面から解明されつつあるのです。

赤ちゃんは母親の胎内では基本的に無菌で腸内細菌を持たないといわれています。赤ちゃんがどうやって腸内細菌を獲得するかは未だに明らかではないのですが、この生まれ方の違いにヒントがあると考えられています。

英国内の約596件の出産を分析し、経膣分娩児と帝王切開児の腸内細菌を調べてみると両者に違いがあることが判明しました。宿主の免疫系に影響を与えて炎症を抑えるのに役立っているビフィズス菌（Bifidobacterium）やバクテロイデス属（Bacteroides）という細菌は、ほぼ全ての帝王切開児で、出生後の腸内にほとんど存在しませんでした。さらに9カ月経過しても帝王切開児の約60％はまだ腸内にバクテロイデス属細菌がごく少ないか、もしくは全く存在しなかったのです。①

それどころか、帝王切開児の腸内には、エンテロコッカス属（Enterococcus）やクレブシエラ属（Klebsiella）などの、病院内で一般的に見られる有害な細菌が多くを占めており、いわゆる院内感染によって腸内細菌が獲得されている場合があったのです。

このように、帝王切開で生まれた赤ちゃんには、経膣で生まれた小児や成人に見られる腸内細菌のいくつかが欠如している傾向があることがわかりました。事実、帝王切開で生まれた赤ちゃんは、腸内細菌の欠如により、喘息やアレルギーの発症リスクが、経膣分娩の赤ちゃんより若干高いという報告もあります。②

① Shao Y, et al. Stunted microbiota and opportunistic pathogen colonization in caesarean-section birth. Nature. 2019; 574(7776): 117-121.

② Wang T, et al. Prevalence and influencing factors of wheeze and asthma among preschool children in Urumqi city: a cross-sectional survey. Sci Rep. 2023; 13(1): 2263.

そういうことであれば、帝王切開児に、経膣分娩児が母親から受け継ぐ細菌を獲得させてあげればいいわけです。母親が持つ細菌叢《そう》を赤ちゃんに受け継がせる方法はいくつか報告されています。

まず、膣を通るときに細菌のシャワーを浴びるという発想から、帝王切開で生まれたばかりの赤ちゃん11人に母親の膣液を塗ることが試されました。これは膣内微生物移行（vaginal microbial transfer）と名付けられており、出産に先立って4人の母親の膣内にガーゼを1時間入れておき、帝王切開による分娩の直後2分以内に赤ちゃんの顔や身体をそれぞれの母親からのガーゼで拭って膣液を塗りつけます。このトライアルは4人の赤ちゃんにしかなされていませんが、これらの赤ちゃんは、膣液に暴露しなかった赤ちゃん7人と比べて腸内細菌の性質が経膣分娩の赤ちゃんに似ていたのです。③

さらにヘルシンキ大学では、母親のうんちを使う試みをしています。陣痛中の排便は珍しくないため、赤ちゃんはこのうんちから母親の腸内細菌を受け取り、

---

③ Dominguez-Bello MG, et al. Partial restoration of the microbiota of cesarean-born infants via vaginal microbial transfer. Nat Med. 2016; 22(3): 250-253.

自身の腸内細菌としているのではないかと考えられました。

ただ、実際に母親のうんちを赤ちゃんに塗り付けるのではなく、実験の3週間前から慎重に準備された、母親の糞便サンプルを安全性を確認の上、十分に薄めて母乳に数滴混ぜ赤ちゃんに与えました。この実験を7人の母子で試したところ、今回の処置を受けた帝王切開の赤ちゃんは生後3カ月までに、経腟分娩で生まれた赤ちゃんと似た腸内細菌を獲得していたそうです。④

とはいえ、帝王切開児と経腟分娩児の腸内細菌の違いは、単純に結論づけられるものではありません。その違いには帝王切開の際に使われる抗生物質や、経腟分娩児に比べて、病院内で過ごす期間が長くなりやすいこと、母乳を飲み始める時期が遅くなりやすいことなど、恐らく複数の要因が関与しています。

また、正確な比較対象を設定した大がかりな研究がなされているわけでもなく、免疫が未発達である赤ちゃんにいくら母親由来とはいえ、闇雲に細菌の塊を暴露させることに疑問を呈する人もいます。

④ Korpela K, et al. Maternal Fecal Microbiota Transplantation in Cesarean-Born Infants Rapidly Restores Normal Gut Microbial Development: A Proof-of-Concept Study. Cell. 2020; 183(2): 324-334.e5.

しかし、腸内細菌は今や治療薬としてベンチャービジネスの対象でもあり、今後大きく期待される領域です。現状の育児では虫歯菌や歯周病菌、ピロリ菌が感染するとして、赤ちゃんにキスしたり口移しで食べ物を与えたりするのを避ける指導がなされることが多いのですが、過度な清潔志向はかえって子供たちを危険にさらしてしまいます。そのため最近はあえて子供を「汚い」環境に置くことの大切さを訴える人たちもいるなど、細菌と赤ちゃんの問題は、今後の重要トピックのひとつになっています。

浮くうんちと沈むうんち、どっちが健康？

さて、最後のうんちの話です。

トイレで水に浮くうんちと沈むうんちがありますが、どっちが「いいうんち」なのか気になったことはありませんか？　昔の日本では汲み取り式のトイレが多く、うんちは奈落の底へ落ちてすぐにお別れとなり、その形状さえ知ることはできませんでした。川や海で用を足す場合もあるでしょうが、うんちの浮き沈みは、近代文明の恩恵で水洗トイレができて初めてわかったことで、うんちを自分で観察できる時代だから出てくる疑問です。

水に浮くということは、水より密度が低い物質が多く含まれているということであり、当初その原因は脂肪であると考えられていました。膵臓《すいぞう》の病気で、膵臓から分泌される脂肪分解酵素が出にくくなった患者さんや、手術で小腸を多く切除してしまった患者さんは、脂肪を吸収しにくくなります。こういった患者さんや、脂肪を多く取りすぎる人の便は脂肪を多く含み、水に浮きやすいことが知られています。では、浮くうんちは不健康かというとそうでもなく、健康な人の10～15%は、常に浮くうんちが出るともいわれています。

1970年代の初めに、ミネソタ大学病院の消化器系内科医が自分のうんちが常に浮いていることに興味を持ち、自分を含めた健康な33人からうんちを提供してもらい調べていました。そのうち9人が浮くうんち、24人が沈むうんちだったのですが、うんちを圧縮してガスを追い出したところ、浮くうんちも沈むようになり、さらに数々の調査を行った結果、うんちの浮き沈みは脂肪の量ではなく、含まれるメタンガスの量によって決まることが明らかになりました。①

その後、腸内細菌が注目されるようになり、腸内に菌がいない無菌マウスを使った実験が盛んに行われるようになりました。アメリカを代表する総合病院・メイヨークリニックの研究者たちは、普通のマウスのうんちは浮くのに、無菌マウスのうんちが沈むことに気づきました。研究者たちは、人間から採取した腸内細菌を無菌マウスの胃に入れ、無菌マウスに腸内細菌を持たせたところ、無菌マウスのうんちが浮くようになったのです。

さらにマウスのうんちに含まれる気体成分を分析したところ、浮いたうんちには、メタンガスに加えて水素ガスが含まれていることがわかりました。さらに浮いたうんちには、メタンガスや水素ガスを生成するガス生成菌が多く存在していました。これらの結果から、うんちの浮き沈みは腸内細菌が発生させるガスの量に深く関係していることがわかりました。②

最近、小腸内細菌増殖症（ＳＩＢＯ《シーボー》）という疾患概念が出てきました。これは

① Levitt MD, Duane WC. Floating stools-flatus versus fat. N Engl J Med. 1972; 286: 973-975.

② Musheer Aalam SM, et al. Genesis of fecal floatation is causally linked to gut microbial colonization in mice. Sci Rep. 2022; 12(1): 18109.

本来大腸にある細菌が小腸に入り込み、そのまま小腸にとどまって爆発的に増えてしまい、増えすぎた腸内細菌によって大量のガスが発生しお腹が張ってしまう病態です。慢性的に、お腹が張ったり下痢や便秘など便通の異常を感じたりする「過敏性腸症候群」にも深く関わっており、「下痢型」と「便秘型」という2つのタイプがあります。細菌が作る水素が多いと下痢になりメタンが多いと便秘になるといわれています。③

このように、腸の中で発生するガスはうんちの浮き沈みに関与するだけでなく、腸の健康にも密接に関わっているのです。将来的には、うんちの浮き沈みと腸内細菌のデータを組み合わせることで、お腹の健康を調べる方法ができるかもしれません。

腸内細菌で性格激変!?

腸内細菌についてもっと深く理解してみましょう。

腸内細菌叢が私たちの健康維持のため重要な役割を果たしていることはよく知

③ Algera JP, et al. Associations between postprandial symptoms, hydrogen and methane production, and transit time in irritable bowel syndrome. Neurogastroenterol Motil.2023; 35: e14482.

られていますが、さらに最近では、腸内細菌と中枢神経の関係が注目され、心の問題や生活・行動様式にも様々な影響を与えることが明らかになってきました。

カリフォルニア工科大学の研究者たちは、腸内細菌がマウスに社交性を与える仕組みを明らかにしました。[①] 研究では通常の環境で育てられたマウスと、無菌環境で育てられたマウスを比較しました。無菌状態で育てられたマウスには、腸内細菌が存在しませんが、これらのマウスたちは、通常のマウスに比べ社交性が大幅に減少していることが判明しました。

マウスの社交性といっても、パーティー会場で会話能力を試すわけにはいきません。ではどうやって決めるかというと、マウスは初対面ではお互いの臭いを嗅ぎ、体の上をまたいでいくことでコミュニケーションを取りますが、そういったマウスの行動を細かく観察することで、社交性の有無を判断しているのです。

また腸内細菌がいないマウスたちの脳を調べたところ、視床下部・偏桃体・海馬などストレス反応に関与する領域が活性化し、体内ではストレスホルモンの生

① Wei-Li W, et al. Microbiota regulate social behaviour via stress response neurons in the brain. Nature. 2021; 595(7867): 409-414.

産命令が持続的に出されている状態になっていました。

つまり、いつでもストレスに対応ができるようにスイッチが入った状態、いわゆる戦闘状態になっていたのです。この研究では、腸内細菌が脳に、「まあ落ち着きなさい」というメッセージを出し、ストレスホルモンの生産命令を抑制することでマウスの気分を改善し、社交的になる精神的余裕を与えていた可能性が高いことがわかりました。

腸内細菌を構成する菌にも、多くの種類がありますが、どの菌が社交性改善に役立っているかは不明でした。そこで研究者たちは、腸内細菌を持たないマウスたちにいわゆる善玉として知られている様々な乳酸菌を与えて、どの種類の菌が社交性改善に役立っているのかを調べました。結果「Enterococcus faecalis」（エンテロコッカス・フェカリス）という一般の整腸剤やサプリメントに含まれる乳酸菌がマウスの社交性を大きく改善すると示されました。

腸内細菌がないマウスという非常に特殊な状況が、私たち人間にもそのまま当てはまるか、と疑問を持つ人も当然いるでしょう。では私たち人間にも当てはまる、自閉症についてのお話を紹介しましょう。自閉症は、自分の殻に閉じこもるように誤解されることもありますが、そうではなく、「周りの人たちとうまく関係を築けない」「話すのが苦手」「特定のものへの執着と同じ行動の繰り返しを好む」という特徴的な社会的ふるまいを持つ障害であり、これらを包括して自閉症スペクトラムと呼ぶこともあります。

自閉スペクトラム症の子供たちの多くには、慢性的な腹痛、消化不良、下痢、便秘など、消化器系の問題があることが知られており、これらの症状は注意力や学習能力、または行動に悪影響を及ぼしている可能性があるといわれています。自閉症と腸内細菌の関連は早くから研究されており、自閉症スペクトラムの子の腸内細菌は、健常児と比較して種類が少なく、クロストリジウムという菌が特に多いことが知られています。② すでに述べたように子供たちの腸内細菌は母親によって決まることが多く、母親の胎内にいるときに母親が抗生物質を使ったり、あるいは帝王切開で菌のシャワーを浴びる機会がなかったりすると、腸内細菌に

② Lee YM, et al. Microbiota control of maternal behavior regulates early postnatal growth of offspring. Sci Adv. 2021; 7(5): eabe6563.

偏りが出て、のちの自閉症のリスクに関連するといわれています。

そこで、自閉症の子たちの腸内細菌を、健常児の腸内細菌と入れ替える、うんちの移植が行われました。移植後2年間追跡調査したところ、治療を受けた自閉症の子どもたちは消化器系の症状に改善が見られたほか、多くの患者は自閉症に特徴的な「社会的ふるまい」にも45％に改善が見られたそうです。③

お腹の調子がいいと、気分が良くなって社交的になったり、精神疾患が軽快したりするのは当然かもしれません。それでも腸内細菌は私たちの心にとっても非常に大切で、色々な方面から役に立っていることに疑う余地はありません。

③ Kang DW, et al. Long-term benefit of Microbiota Transfer Therapy on autism symptoms and gut microbiota. Sci Rep. 2019; 9(1): 5821.

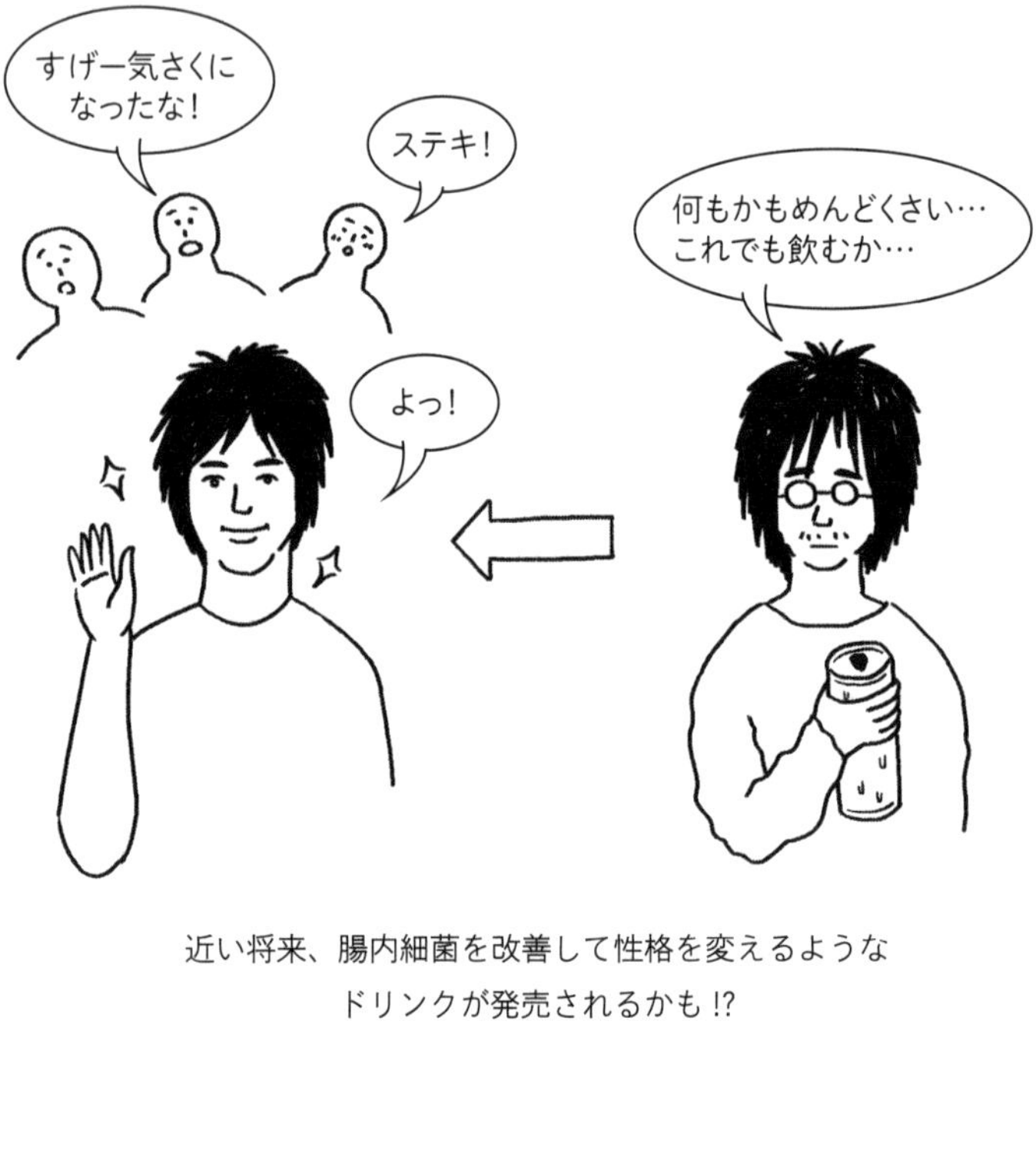
すげー気さくに
なったな！
ステキ！
何もかもめんどくさい…
これでも飲むか…
よっ！

近い将来、腸内細菌を改善して性格を変えるような
ドリンクが発売されるかも!?

赤ちゃんが最初に受け取る愛情

さて、先ほど帝王切開の赤ちゃんに母親の薄めたうんちを移植して健康な腸内細菌叢をつくる研究を紹介しましたが、母乳も腸内細菌にとって重要な役割を果たしています。

赤ちゃんは母親の愛情をいっぱい受けますが、赤ちゃんが人生で最初に受け取る母親からのプレゼントは母乳です。生まれたばかりの赤ちゃんは免疫が未熟なのですが、最初の母乳に含まれる抗体（ＩｇＡ）が、赤ちゃんを外部の病原体から守る手段として働くといわれています。

ただ、長い歴史の中でも、ＩｇＡは、いつどのようにして作られるかはわかっていませんでした。しかし近年、最新の研究により、実は母乳の抗体は母親の腸で作られることがわかったのです。

そもそも腸の中でどのようにして抗体が作られるのでしょうか。腸を含む消化管は、口から入る食べ物や飲み物から栄養を取り入れる役目があるのです

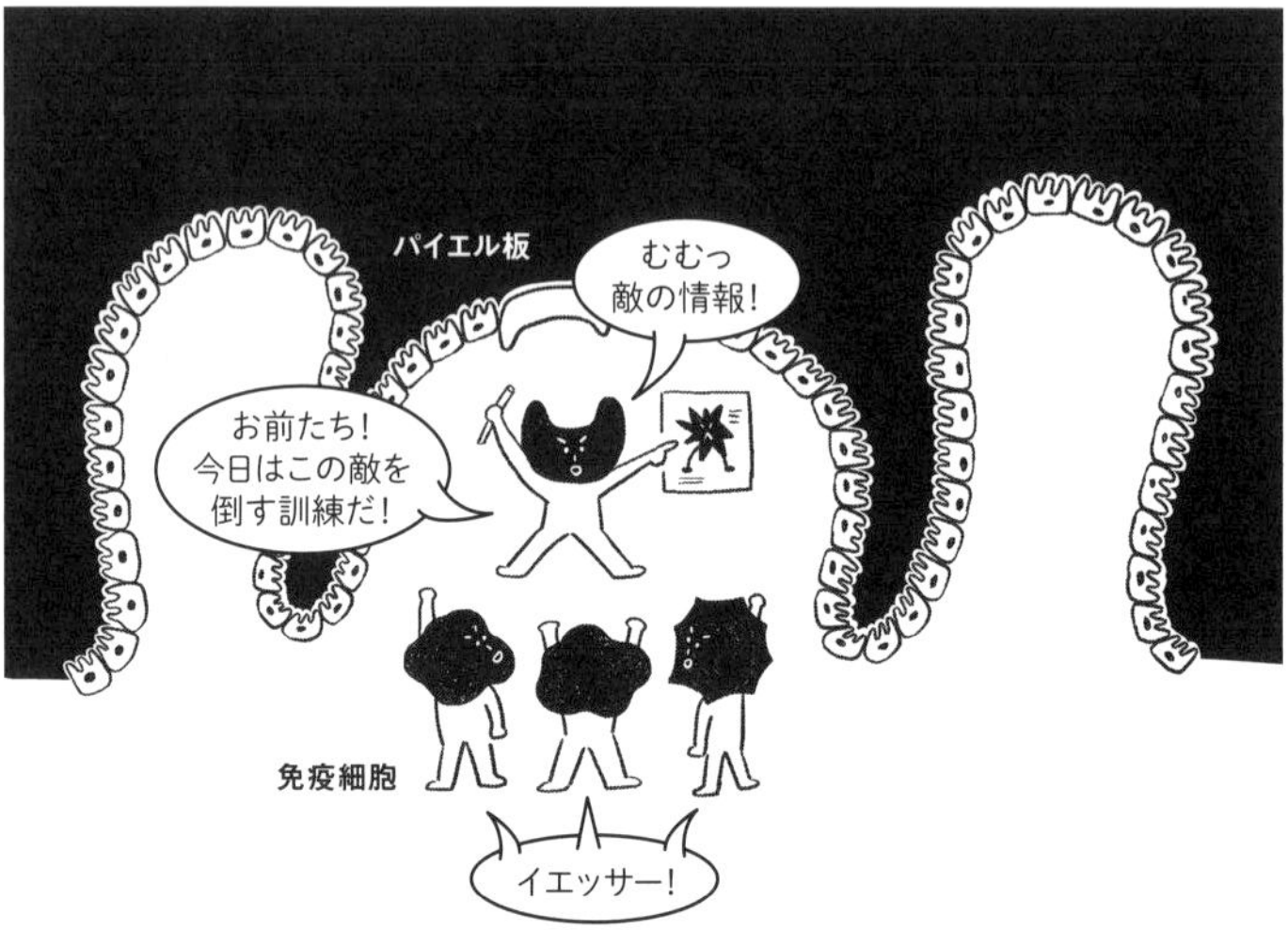

が、口と肛門は外界とつながっているため、消化管には容易に細菌やウイルスなどの病原体が入り込む危険があります。腸の粘膜にはそうした病原体をブロックするためバリア機能があるのですが、このバリアが破綻すると血液を介して全身に一気に病原体が広がり、命の危険にさらされてしまいます。ですので、腸には侵入してきた敵からバリアを防衛する免疫細胞が多く存在します。戦場で戦う兵士のための基地があるように、腸にも免疫細胞の基地が必要で、パイエル板というリンパ組織がその役目を果たしています。パイエル板は腸の内側の粘膜に隣接しており、

ここから病原体の情報を得て、それを免疫細胞たちに伝えています。つまり、パイエル版は「基地」であると同時に「訓練場」でもあり、敵の情報をもとにそれに対抗する兵士、つまりＩｇＡを作る場所ともいえます。

母乳の話に戻りましょう。東北大学の研究者たちは、マウスの遺伝子を操作して、生まれつき乳房のリンパ節を持たず、乳房で抗体を作ることができないマウスを作りました。

すると意外にも、そのマウスの母乳にはＩｇＡがちゃんと含まれており、母乳の抗体を作る細胞は乳腺で育ったのではないことがわかりました。ではどこから来たのかを調べるために、研究者たちは再びマウスの遺伝子を操作し、生まれつきパイエル板を持たないマウスを作って、母乳に含まれる成分を調査しました。

すると、パイエル板を持たないマウスの母乳にはＩｇＡが含まれなかったのです。これで、母乳に含まれるＩｇＡは、乳房の免疫ではなく腸からの免疫に依存していると推測されました。さらに腸の免疫細胞を追跡したところ、腸で生産された免疫細胞が乳腺に移動しＩｇＡを生産していることが突き止められました。①

① Usami K, et al. The gut microbiota induces Peyer's-patch-dependent secretion of maternal IgA into milk. Cell Rep. 2021; 36(10): 109655.

腸内細菌と関係が深い腸の免疫細胞が母乳の中の免疫に関与することは、大変驚くべきことで、母親の腸内細菌の重要性はますます注目されるようになってきました。

最近では、腸内細菌の偏りで母親が赤ちゃんに愛情を注がなくなるという研究結果も報告されています。実験は、マウスに様々な種類の腸内細菌を感染させ経過を観察するもので、大腸菌の一種である「O16」に感染した母親は、授乳もほとんど行わず、赤ちゃんの世話をほとんどしませんでした。赤ちゃんは、当然ながら深刻な栄養失調と発育障害を起こしましたが、母親は育児放棄をし子どもに対して異様な冷酷さを見せたのです。

研究者は今後、O16が人間の精神に与える影響も調べていきたいと言っています。② 社会問題化している児童虐待ですが、ある腸内細菌が人間にも同じようにネグレクトを誘発する作用を持つならば、それこそ糞便移植や、プロバイオティクスと呼ばれる善玉菌を含む食品・飲料・製剤（整腸剤）などを用いて腸内環境を変えることで、母親の愛情を深くし、子供たちを虐

② Lee YM, et al. Microbiota control of maternal behavior regulates early postnatal growth of offspring. Sci Adv. 2021; 7(5): eabe6563.

待から守ることができるかもしれません。

おしっこにまつわる謎

尿管結石の新しすぎる治療法

少し汚い話が続きますが、うんちと腸の次はおしっこと膀胱《ぼうこう》の話です。

尿管結石は、腎臓から膀胱までの尿が通る管の中に石ができる病気です。石が詰まることで腎臓で作られた尿が出なくなり、腎臓が腫れて大変な痛みが出ます。

救急外来でよく見られるありふれた疾患で、ライフスタイルや遺伝等も影響するといわれていますが、実は未だにはっきりとした原因はわかっていません。その痛みは激烈で、原因としては骨から溶け出したカルシウム成分や脱水、長時間の同じ姿勢、激しい運動などが推測されています。アメリカ宇宙局（NASA）①や軍隊②では任務中の尿管結石を予防するために膨大な予算で研究が行われているそうです。

アメリカにはオーランドのディズニーランドでビッグサンダーマウンテンに

① National Aeronautics and Space Administration. Human Research Program: Human Health Countermeasures Element: Evidence Book: Risk of Renal Stone Formation. Houston, TX: Lyndon B. Johnson Space Center; 2008.

② Urinary stones, active component, U.S. Armed Forces, 2001-2010. Medical Surveillance Monthly Report. 2011; 18(12): 9-12.

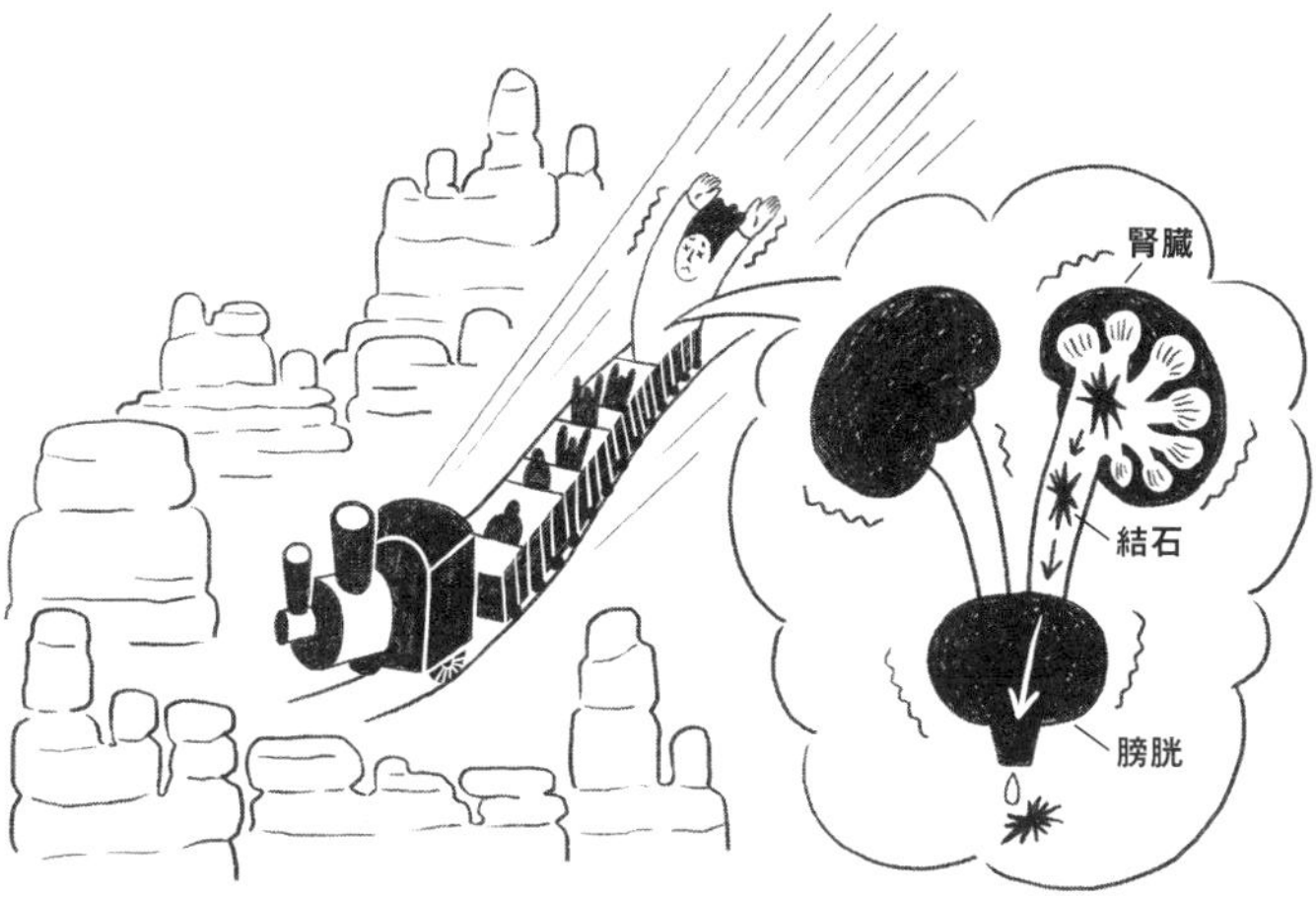

乗った後で尿管結石が出てきた、と自慢する患者さんが多くいるようです。これが本当なら、画期的な治療法が見つかるかもしれない、と自らジェットコースターに乗って尿管結石を治療するという研究を真面目にやった人たちがいます。

2016年にミシガン州立大学の研究者たちが発表した論文③によれば、研究グループは患者さんから実際に出た3つの異なる大きさの結石を用意し、その結石をシリコンで作った腎臓のリアルな模型に入れさらにそれをバックパックに入れ、ビッグサンダーマウン

③ Mitchell MA, Wartinger DD. Validation of a Functional Pyelocalyceal Renal Model for the Evaluation of Renal Calculi Passage While Riding a Roller Coaster. J Am Osteopath Assoc. 2016; 116(10): 647-652.

テンに自ら20回ずつ乗り込んで実験しています。最初は模型ではなく、牛や豚の腎臓を使っていたそうですが、家族で楽しむアミューズメント施設には不適切だということで、許可されなかったそうです。結果は、先頭座席では排石率が12・5％前後であったのに対し、最後部では63・9％の結石が出たそうです。結石は5㎜以上の大きさになると、痛みや疼痛が出たり、手術が必要になってきたりしますが、研究グループはジェットコースターにより、この大きさになる前に石を取り除くことができると主張しています。

このほかにも、乗馬や、インドに伝わる特殊なヨガがいいという報告④もあります。いずれも尿路が揺さぶられ、振動やＧの力を利用して石を動かし、通過を促進して石を出すという考え方です。ちなみに、このビッグサンダーマウンテンの研究は２０１８年にイグノーベル医学賞を受賞したそうです。

「おしっこがしたい！」欲はどこから来るか

膀胱・おしっこ関連でもうひとつご紹介しましょう。

④ Bailey MR. Evaluation of Renal Calculi Passage While Riding a Roller Coaster. J Am Osteopath Assoc. 2017; 117(6): 349-350.

人間の基本的な感覚には、味覚、嗅覚、触覚、視覚、聴覚の五感があります。一方で、「おしっこがしたい」と感じる尿意というのは、そのどれにも当てはまらず、第六感（？）というのかもしれません。

膀胱がいっぱいになると尿意を感じ、排尿中には膀胱の中身が減っていくのを感じますが、この臓器の伸び縮みを感じる感覚というのは、これまでよくわかっていませんでした。こうした感覚――つまり体内の力学的な刺激を感知する機能が、私たちの身体に備わっていることが最近明らかになりました。「メカノセンサー」と呼ばれるこの機能についての研究報告は①、おしっこが出にくくなったり、逆に頻尿になったりする排尿障害の治療にも役立つ可能性があるとして注目されています。

この研究チームの中心であるアーデム・パタプティアン博士は、2010年に組織の歪みを感知するメカノセンサー「PIEZO2」とその姉妹タンパク質「PIEZO1」を初めて同定した偉い先生で②、その功績が認められ2021年のノーベル生理

① Marshall KL, et al. PIEZO2 in sensory neurons and urothelial cells coordinates urination. Nature. 2020; 588: 290-295.

② Coste B, et al. Piezo1 and Piezo2 Are Essential Components of Distinct Mechanically Activated Cation Channels. Science. 2010; 330: 55-60.

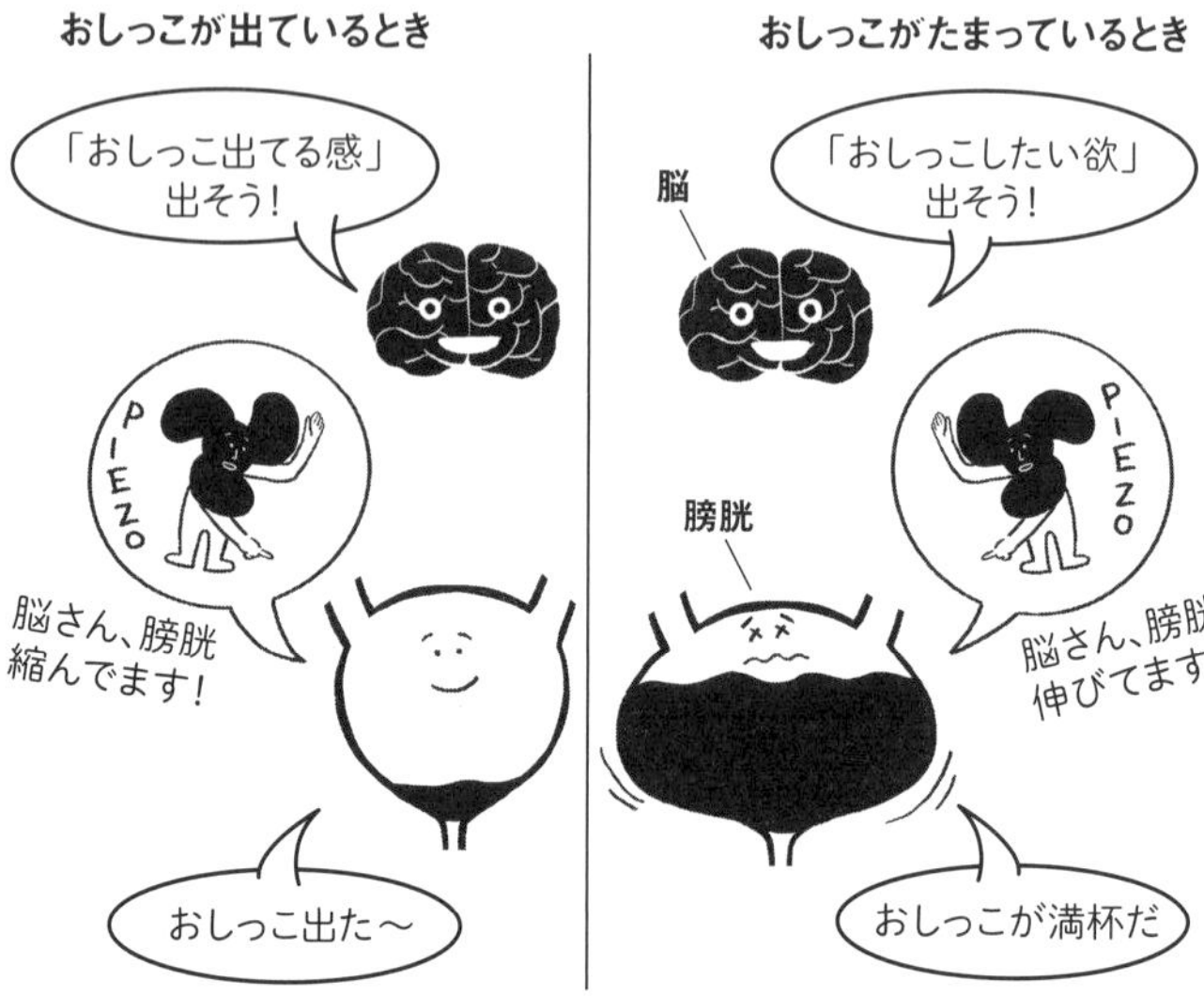
おしっこが出ているとき
「おしっこ出てる感」
出そう！
PIEZO
脳さん、膀胱
縮んでます！
おしっこ出た〜
おしっこがたまっているとき
脳
「おしっこしたい欲」
出そう！
膀胱
PIEZO
脳さん、膀胱
伸びてます！
おしっこが満杯だ

学・医学賞を受賞しています。

PIEZO（ピエゾ）という言葉は、圧や押さえるといった意味のギリシア語らしいのですが、細胞内に情報を伝えるセンサータンパク質の一種です。私たちの身体は、刺激が与えられたときに、その刺激は神経を通じて脳に信号として伝わっていきますが、それは細胞の外側の膜に備わっているイオンチャンネルが働いて、細胞内にイオンを透過させ電気の流れを生み出すことによって信号を伝えているのです。PIEZOはそういったイオンチャネルタンパク質の一種です。つまり、PIEZO

はある組織の細胞膜に伸び縮みがあったとき、その圧力や伸展・収縮の刺激を脳に伝えるセンサーなのです。

PIEZOの一種であるPIEZO2は、私たちの全身の様々な臓器や組織に存在していることがわかっています。例えば、肺の伸びを感知して呼吸を調整したり③、血管内で血圧を感知したり、また皮膚の触覚を媒介する役割も担ったりしていることが判明しています。このようにPIEZOは私たちの身体の知覚において、非常に重要な働きを持っています。

アメリカの研究チームは、PIEZO2の機能がない遺伝子変異を持って生まれた2人の若い患者の協力を得て、PIEZO2の役割を検討しています。PIEZO2遺伝子に変異のある患者は、知能や読み書きなど日常生活にはほぼ問題がないにもかかわらず、目隠しをされると、ほとんど歩けなくなってしまいます。また、対象物の場所を確認した後にもう一度それに触れようとしても、どうしてもその位置がわからなくなってしまうのです。さらに、膀胱が満タンであるという感覚に乏

③ Nonomura K, et al. Piezo2 senses airway stretch and mediates lung inflation-induced apnoea. Nature 2017; 541: 176-181

しく、失禁を避けるために排尿を予定通り行うことや、排尿時に膀胱を完全に空にするということもできませんでした。④

そこで、パタプティアン博士の研究チームはPIEZO2が欠損したマウスを人工的に作り実験を行いました。普通のマウスの尿路には、PIEZO2が存在しており、それが組織の伸縮を検知し、膀胱が満タンになると神経を通じてサインを送り、排尿を促進させています。しかし、PIEZO2が欠損していると膀胱が満たされていることを感知できなくなり、排尿時の筋肉制御にも異常が見られました。

これらの実験から、マウスも人間も、正常な膀胱の感覚や、正常な排尿にはPIEZO2が必要であることがわかりました。一方で、PIEZO2がないと全く排尿が行えないわけではないことから、別のメカノセンサータンパク質が排尿に関与している可能性が考えられます。足りない機能は他の機能で補い合うのかもしれません。

④ Chesler AT, et al. The Role of PIEZO2 in Human Mechanosensation. N Engl J Med. 2016; 375: 1355-1364.

この研究が進めば高齢者の排尿障害なども治療できるようになる可能性がありますが、実は排尿のシステムがどのように機能しているかは未だ十分な研究が行われていません。普段何気なく行っている私たちの排尿ですが、意外と解明されていないことが多いのです。

老化&ダイエットの常識のウソ

年をとっても代謝は落ちない!!

さて、次のテーマは私たち現代人にとっての永遠のテーマともいえる老化とダイエットにまつわる内臓の話です。「内臓年齢」や「内臓脂肪」などの言葉が示すように内臓と老化・ダイエットの関係はもはや常識といってもよいでしょう。しかし、その常識、どこまで最新の知識にアップデートできていますでしょうか?

「中年以降は太りやすくなる」という言葉を聞いたことがあると思います。ぽっこり出たお腹に象徴される中年太りの原因は、年を重ねることによる代謝の低下だと言われてきました。しかし、これまで代謝率が年齢ごとにどう増減するかというのは、実はほとんどわかっていませんでした。

アメリカ合衆国のデューク大学らが調査したところ、驚くことに、代謝率は20

代〜50代の間は落ちないことが判明しました。①これまで私たちがしていた「中年になると代謝が下がるから太っても仕方ない」という言い訳はもう通じなくなります。

総エネルギー消費量は、基礎代謝量と食事誘発性体熱産生（食事後に静かにしていても勝手に上がる代謝量）、および身体活動によるエネルギー消費量に分けられます。我々が中年以降に落ちると思っていた「代謝」というのはこのうちの「基礎代謝量」で、つまり、何もしなくても身体が勝手に消費するエネルギー量と考えて差し支えありません。それは生きるために必要な最低カロリーのことを表します。

食事誘発性体熱産生は、食後に食べ物を消化・吸収・運搬する際に熱が発生し、それによりエネルギーが消費されることをいいますが、私たちが摂取するエネルギーの6〜10％が食べ物を消化するために使われています。また、身体活動による消費は、文字通り歩行や運動、仕事や姿勢を保持することで、筋肉を使う身体活動による消費が含まれます。

① Pontzer H, et al. Daily energy expenditure through the human life course. Science. 2021; 373(6556): 808-812.

それでは、これらの代謝率は、年齢とともにどう変動するのでしょうか？

デューク大の研究チームは、29カ国を対象に、生後8日〜95歳までの人、計6421名の膨大なデータを収集、分析しました。各人の1日の総エネルギー消費量を測定するため、対象者に「二重標識水（Doubly-Labelled water、DLW）法」を用いています。DLW法は、自然界にたくさん存在する水素と酸素とは少しだけ形の違う水素と酸素から作った二重標識水を飲んでもらい、それがどれだけ早く尿や呼気から排出されるかを調べることで、身体が消費する1日のエネルギー量（＝代謝率）を測定する方法です。これにより、生きるために必要なエネルギー量だけでなく、1日に消費されたすべてのエネルギー量が算出できます。

結果、人の代謝率は乳幼児期にピークを迎え、20代までに約3％低下することが判明しました。10代は成長期にあたりますが、思春期の体重あたりの1日の必要カロリーの増加はなく、「代謝の急上昇」は見られませんでした。成長期でモリモリ食べて代謝もどんどんするような世間一般のイメージは、基礎代謝においては見られなかったのです。

代謝率が最も大きく変化するのは、生後1年の間であり、1歳児は、大人に比べると体格比で約50%も多くエネルギーを消費していました。そして、20代～50代の間は、代謝率が最も安定し、低下することなく横ばいになっていたのです。また、他の要因を考慮しても、男性と女性の代謝率の変化には、実質的な違いがありませんでした。つまり、中年太りは、代謝の低下が原因ではないと考えられます。

では、代謝率はいつから低下するのでしょうか？　データ分析の結果、代謝率が明確に下がり始めるのは60歳を過ぎてからでした。60代に達すると、人の代謝は1年ごとに0.7%ほど低下するとのことです。それでも低下率はわずかなものので、大きな急落はありません。

しかし、90代に入ると、1日に必要なエネルギー量は、中年層に比べて平均26%少なくなっていました。これは、筋肉量が少なくなるだけでなく、細胞の働きが鈍くなるためです。

もちろん、元気に自立して自宅生活をしている高齢者と、寝たきりの施設入居者との差は大きく、個人差があることは明確であることも付け加えておきます。「基礎代謝は年齢を重ねても意外と低下しない」という残酷な事実が、諦めずジムや食事制限で体型を維持するモチベーションになればいいと思います。

お酒に強い人は糖尿病になりやすい！

さて、肥満に関わる誤解をもうひとつ解いておきましょう。糖尿病についてのお話です。

糖尿病と聞くと、お腹が出た肥満の人、不摂生な人がなる病気というイメージがありますが、これは誤解です。例えば、日本人を含む東アジア人は肥満でなくても糖尿病になりやすいことが知られています。さらに最近、お酒に強い人が持つアルコールをどんどん分解できるＡＬＤＨ２（２型アルデヒド脱水素酵素）遺伝子が、男性の２型糖尿病の疾患感受性遺伝子であることがわかりました。これはつまり、アルコールに強い男性は、本質的に糖尿病になりやすいことを意味しています。

糖尿病は大きく1型と2型に分けられます。1型糖尿病は、膵臓から出る血糖（血液の中のブドウ糖）の値を一定に保つ働きをするホルモン、インスリンが出なくなってしまいます。その結果、高血糖状態が続き、血管がぼろぼろになり色々な臓器が傷んできます。なので1型糖尿病の患者さんは、血糖値を一定に保つインスリン注射が必須になります。

一方で、2型糖尿病は、インスリンは分泌されているものの、働きが悪くて血糖値が下がらない場合（インスリン抵抗性）や、分泌そのものが減っている場合（インスリン分泌障害）があります。遺伝的な要因に運動不足や食べすぎなどの生活習慣が加わって発症すると考えられています。はっきりとした原因はまだわかっていませんが、糖尿病患者の95％以上が2型といわれていて、中高年に多く発症します。

インスリン抵抗性の原因のひとつとして肥満があります。

しかし、日本人のインスリンを分泌する能力は欧米人に比べて低く、そのためたとえ太っていなかったとしても糖尿病になってしまうことがあります。実際に日本を含む東アジアの国々では、2型糖尿病患者であっても肥満の程度はそれほどではありません。平均体格指数（body mass index: BMI）は25kg／m²未満であることが多く、東アジア人の遺伝的素因が関係していると考えられてきました。

近年、東アジア人4万3540人のゲノムワイド関連研究が行われ、アルコールへの耐性（強さ）を規定する遺伝子型として知られているALDH2遺伝子多型が、男性の2型糖尿病の疾患感受性遺伝子であることが新たにわかりました。①　つまり、先ほど述べたようにお酒に強い人ほど糖尿病になりやすいということです。さらに、正常体重の日本人男性約100名を対象にした調査によると、ALDH2遺伝子多型を持った人は、飲酒量が多くなることで肝臓のインスリンの効きが悪くなり、空腹時血糖値が高くなる可能性が示されました。②　この空腹時血糖値が高いと動脈硬化を引き起こす可能性があり、2型糖尿病になりやすくなります。

① Spracklen CN, et al. Identification of type 2 diabetes loci in 433,540 East Asian individuals. Nature. 2020;582(7811):240-245.

② Takeno K, et al. ALDH2 rs671 Is Associated With Elevated FPG, Reduced Glucose Clearance and Hepatic Insulin Resistance in Japanese Men. J Clin Endocrinol Metab. 2021; 106(9): e3573-e3581.

「適量の飲酒は糖尿病の発症を抑制する」との報告もありますが、「適量」というのは難しく、お酒をたくさん飲むことでアルコール性膵炎を繰り返すと、インスリンを分泌する膵臓の細胞が破壊され、糖尿病を発症します。また、アルコール性肝硬変ではインスリン抵抗性が増加し、血糖値が上がります。ちなみに、アルコールの種類による糖尿病のリスクは、ビール、ワイン、蒸留酒の三者では特に関連性はないことがわかっています。③ ワインはポリフェノールを含む健康飲料であるとか、焼酎は血糖値が上がらないとか、都市伝説もありますが、一緒に食べるおつまみや食事にも影響されますし、いずれにしても飲みすぎはよろしくないようです。

このように、糖尿病の発症のしやすさは遺伝因子や環境因子に影響を受けますが、特にアルコールに注目すると、アルコール摂取量の適切な管理が糖尿病予防に重要なこと、またアルコールに強い人ほど糖尿病になりやすいことがわかったのです。

③ D Sluik, et al. Alcoholic beverage preference and diabetes incidence across Europe: the Consortium on Health and Ageing Network of Cohorts in Europe and the United States (CHANCES) project. Eur J Clin Nutr. 2017; 71(5): 659-668.

糖尿病や肥満の予防には大量の水!?

さて、そんな糖尿病や肥満を抑える魔法のような方法があると言ったらびっくりするでしょうか。

糖尿病の治療の基本は、糖分の摂取を控えることです。糖分といっても砂糖に限りません。ご飯、パン、めん、いもや果物にも多く含まれています。こうした食べ物の誘惑は至る所にあるため、現代社会では内臓に脂肪がつくメタボリックシンドロームや、肥満、糖尿病の予防は容易ではありません。

しかし、最近の研究で、水を飲んで脳から出るバゾプレッシンというホルモンを調整することが、糖尿病や肥満の予防・治療につながる可能性があることがわかりました。①モデルさんや女優さんが水を何Lも飲んで体形を保つと聞いたことがありますが、彼女たちはこの働きを利用していたのです。

バゾプレッシンとは、抗利尿ホルモンとも呼ばれ、腎臓に働いて、本来尿で排泄される水を再吸収し、尿量を減らし体内の適度な水分量を維持する働きが

① Ana Andres-Hernando, et al. Vasopressin mediates fructose-induced metabolic syndrome by activating the V1b receptor. JCI Insight 2021;6(1):e140848.

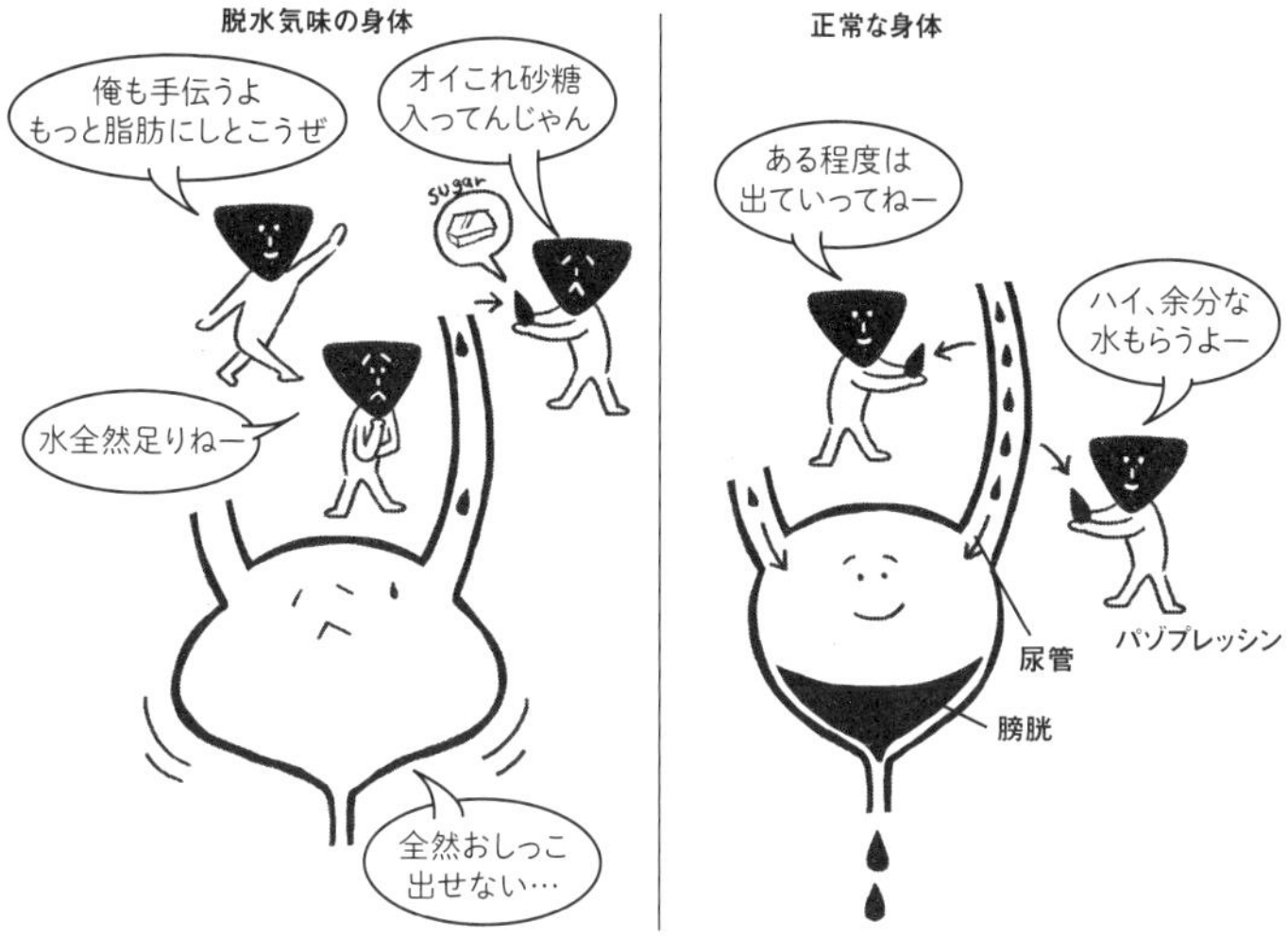
脱水気味の身体
俺も手伝うよ もっと脂肪にしとこうぜ
オイこれ砂糖入ってんじゃん
sugar
水全然足りねー
全然おしっこ出せない…
正常な身体
ある程度は出ていってねー
ハイ、余分な水もらうよー
尿管
バソプレッシン
膀胱

あります。バソプレッシンが分泌されないと、尿崩症といって薄い尿が限りなく出てしまい、脱水状態になってしまいます。お酒に酔うと、トイレに何度も行って薄い尿が出る経験をお持ちでしょうが、あれはアルコールが脳に働いてバソプレッシンの分泌が下がり、軽い尿崩症になっているという報告もあります。

コロラド大学の研究チームは、マウスを使った実験で、砂糖水（果糖：フルクトース）を与えると脳のある部分が刺激されてバソプレッシンが放出されるということを発見しました。パソプレッシンが出るなら良いのではと考えてしまいますが、なんとこのバゾプレッシンは再吸収した体内の水分を脂肪として貯蔵し始めたのです。また、こうした作用はV1bというバゾプレッシン受容体を介して行われていることがわかりました。

以前から、肥満の人や糖尿病の患者の体内では、バゾプレッシンの値が高いことが知られていたのですが、遺伝的にV1bを持たないマウスで同じことを試してみると脂肪の蓄積が起こりませんでした。上記の結果から、肥満や糖尿病の病態にバゾプレッシンが深く関わっていることが明らかになったのです。バゾプレッシンは、例えば砂漠に住むラクダなどの動物で活性化しており、コブに水を脂肪として蓄えるのにも、このホルモンが関わっているといわれています。

研究チームは、バゾプレッシンを出さないようにすれば、肥満や糖尿病の治療や予防になると考えました。つまり、身体が水分を十分に維持できていればバゾプレッシンの助けを借りなくてもいいわけですので、そのためには単純に水を飲めばいいのです。そこで研究チームは、マウスに水を十分に補給する水治療法を試してみたところ、メタボリックシンドロームから効果的にマウスを保護することができたのです。

この研究でわかったことは、砂糖、特に果糖（果実やはちみつに多く含まれる糖）の摂取がバゾプレッシンを活性化させ、バゾプレッシンは体内の水分を貯蔵するために脂肪生成を促進させるということです。水分が再吸収されるため脱水状態は進み、その状態のバゾプレッシンをさらに活性化させます。また、バゾプレッシンは血管を収縮させ、血圧を上げる作用もありますから、バゾプレッシンがどんどん出ている状態は、まさにメタボにまっしぐらな状態といえるでしょう。バゾプレッシンをブロックする最良の方法は水を飲むことである、と研究チームは結論づけています。

ここで得られた「渇きは肥満をつくる」という研究結果はマウスを使ったものですが、実際私たち人間でも同じことが起きる可能性は十分にあります。事実、スウェーデンで行われた31人の健康な成人で試したところ、他の食事は一切変えずに、飲み水だけを0・43Lから1・35Lに増加させるだけで血糖値が下がり、バゾプレッシンの値を反映する数値が減少することがわかりました。②

このように、水分の十分な摂取はバゾプレッシンを抑制し、肥満やメタボリックシンドロームの予防と治療の両方に効果的である可能性が高いのです。

脂肪は減らし、消費カロリーは維持する——魔法のダイエット薬!?

ダイエットをしたいと考えている人は数多くいると思いますが、失敗する人の多くは、減量のために必死に食事制限してもうまくいくのは最初だけで、すぐに体重が減らない停滞期が来て結局リバウンドしてしまいます。このリバウンドの原因は、身体の防衛機能にあります。

現代の私たちの生活は飽食気味ですが、生物は歴史の中で飢餓に備えて身体を痩せさせないための機能を獲得してきました。そのため、食事制限、すなわちカロリーを制限すると、身体の方はやせまいと防衛機能を働かせ消費するカロリーを減らしてしまうのです。せっかくカロリー制限してもダイエットの努力が相殺

② Enhörning S, et al. Water Supplementation Reduces Copeptin and Plasma Glucose in Adults with High Copeptin: The H2O Metabolism Pilot Study. J Clin Endocrinol Metab. 2019;104(6):1917-1925.

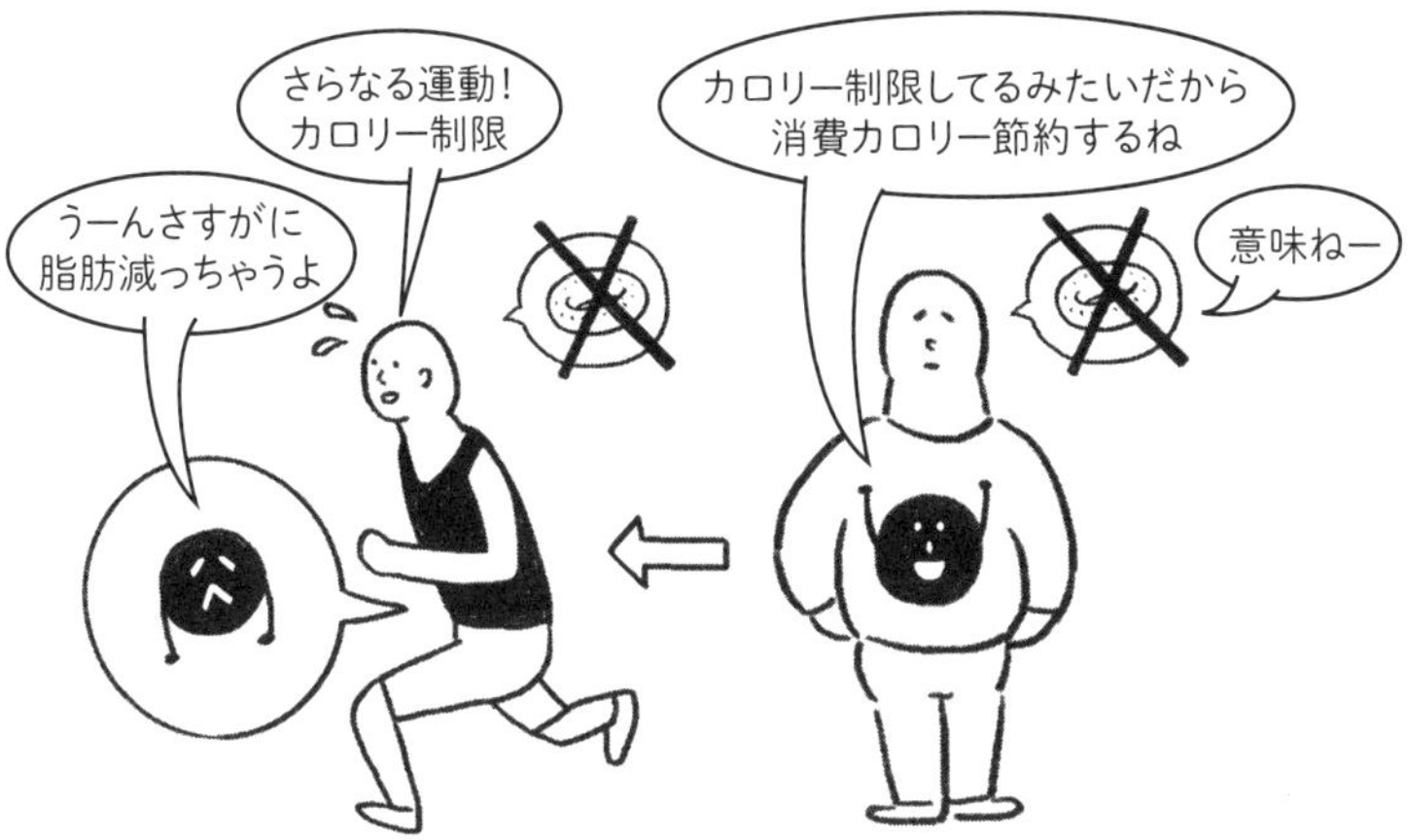
カロリー制限してるみたいだから
消費カロリー節約するね
意味ねー
さらなる運動！
カロリー制限
うーんさすがに
脂肪減っちゃうよ
へ

されてしまう停滞期とはこのような状況です。

この防衛機能は非常に強く、停滞期を突破してもその後も何度も発動します。そのため停滞期を抜けるにはその都度、さらなる食事制限の強化や運動の追加など新たな刺激を与えなければなりません。さらに食べる量を少しでも増やすと、身体は即座に反応して、一気に脂肪を蓄えリバウンドしてしまうという最悪のサイクルに陥るのです。

最近、米国ミシガン大学の研究チームは、食事制限しても、身体の消費カロリーが変化しない有機化合物「ツバスタチンA」を発見し、これにより、わずか数週間でマウスの体重を25％減少させることに成功しました。①

その研究の前に、今から30年ほど前にも「夢のヤセ薬」といわれた物質が発見された話をしましょう。１９９４年、フリードマン博士は食欲と脂肪組織形成を制御するホルモン、レプチンを発見しました。② レプチンが分泌されると食欲がなくなります。また、食事制限をすると身体の方はやせまいとして消費するカロリーを減らしてしまうと述べましたが、この消費カロリーの方も減らなくなります。しかもレプチンが分泌されて減少するのは主に脂肪であり、筋肉量を維持したままの減量が可能になります。フリードマン博士はその後レプチン受容体も発見しますが、このレプチン―レプチン受容体システムは、私たちが潜在的に持つ肥満を防止する機能であるといえます。

肥満およびそれに関連するメタボリックシンドロームは現在世界的に最も重要な疾患のひとつです。しかし、体重を制御する生物学的システムの詳細はほとんど知られていませんでした。様々なダイエット法を試しては失敗することを繰り

① Çakır I, et al. Histone deacetylase 6 inhibition restores leptin sensitivity and reduces obesity. Nat Metabolism 2022; 4: 44-59.

② Zhang Y, et al: Positional cloning of the mouse obese gene and its human homologue. Nature. 1994; 372: 425-432

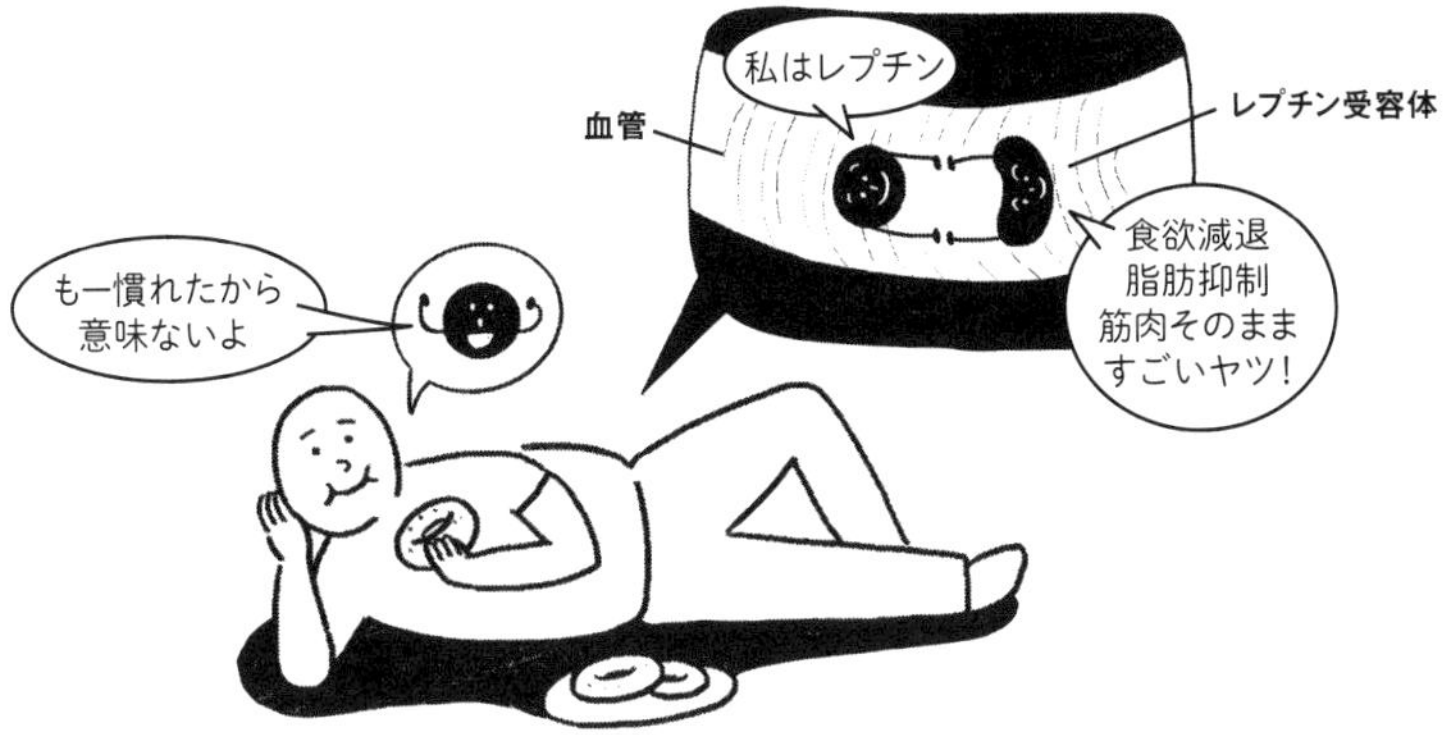

返していた人たちにとって、レプチン発見のニュースは朗報で、レプチンが発見された当初は「夢のヤセ薬」ができると期待されていました。

しかし残念なことに、レプチンにも限界があることが判明します。肥満患者の多くは、血中レプチン濃度が高いにもかかわらず、レプチンに対する反応がとぼしくなり、食欲が抑制されないのです。

つまり、食べすぎを続けて肥満状態になると、レプチンが分泌されても身体が反応しなくなる「レプチンの鈍感《どんかん》化」が発生することがわかりました。レプチンに鈍感になると、外部からレプチンを取り入れても、太らない効果を発揮することができなくなります。この状態を打破するには、レプチンに鈍感になった身体に何らかの刺激を与え、再びレプチンに対する敏感さを取り戻す必要がありました。

そこで、現代のツバスタチンAの話に戻ります。ミシガン大学の研究者たちは、「レプチンの鈍感化」を防ぐ方法を調べました。研究者たちはレプチンと相互作用する細胞内の酵素をリスト化。それらを阻害する薬をマウスにひとつずつ投与する地道な作業を繰り返し、ツバスタチンAを発見しました。これは私たちの身体のレプチンに対する敏感さを取り戻させ、身体にもともと備わった肥満防止システムを再活性化させることができます。

ただ残念なことに、ツバスタチンAには無視できない毒性があり、すぐにでも夢のヤセ薬が即座に開発できるわけではなさそうです。研究者たちは今、ツバスタチンAの構造を参考にして、毒性を発揮せずにレプチンに対する敏感さを取り戻せる化合物を合成していくことを試みています。

食事制限や運動が理想的なことはいうまでもありませんが、なかなか食欲には勝てないものです。本来私たちに備わっている肥満を制御する能力を引き出してダイエットできれば、それはまさに夢の薬になるでしょう。

最重要器官・心臓の謎

特定の環境では小さくなる臓器

さて、最後に心臓の話をして内臓のお話を終わりましょう。

重力がある地球の上で立っていることは、実はすごいことです。私たちは、何気なく体重を足の裏に集中させ立っていますが、姿勢を維持するのに実は多くの筋肉を使っています。一方で、無重力状態では、食べ物の消化に使われる内臓以外の筋肉は次第に衰え、骨も重力の刺激がないと成分のカルシウムやリンが溶け出すため、もろくなり骨折しやすくなるといわれています。

このように筋肉や骨が弱くなるのを防ぐため、宇宙飛行士には筋力トレーニングが欠かせないのですが、最近、国際宇宙ステーションに1年近く滞在した宇宙飛行士は、適度な運動を実施していたにもかかわらず心臓が縮んでしまったという事実が報告されています。無重力で心臓が縮んでしまうのは、なぜなのでしょうか？

現在は引退している宇宙飛行士スコット・ケリー氏は、国際宇宙ステーション（ISS）の第43次長期滞在フライトエンジニアとして、2015年3月27日から2016年3月1日までの340日間を宇宙で過ごしました。彼は宇宙に滞在中、無重力による筋力低下を防ぐためにISSに用意されたマシーンで週6日間、1日に1～2時間程度エアロバイク、トレッドミル、ウェイトリフティング、レジスタンストレーニングなどによる適度な運動を続けてきました。

しかし、地上に戻って検査をしたところ、彼の心臓は縮んでいるのが確認されたのです。ケリー氏の心臓は機能的には異常はなかったものの、左心室が週に平均0・74gの質量を失っており、最終的に彼の心臓は4分の1以上も縮んでいました。

きちんと運動していたにもかかわらず心臓が萎縮してしまうという問題につい

ては、宇宙飛行士以外でも確認されている事例があります。それが、2018年に太平洋を泳いで横断するという挑戦を行った51歳の遠泳者ブノワ・ルコント氏です。ルコント氏は、日本の千葉県銚子からスタートして、泳いでサンフランシスコを目指しました。ルコント氏の挑戦は、悪天候や同行したサポート船の破損などにより、予定された全行程の3分の1を終えたところで断念することになりました。しかし、彼は結果的に159日間で2821kmの距離を泳ぎ、計算すると1日に平均6時間近くを泳ぎきりました。陸に上がって検査を受けたところ、ルコント氏の心臓は週に平均0・72gの質量を失っており、左心室が縮んでいたことがわかりました。①

この2人のケースに共通して見られるのは、無重力環境です。通常、血流は重力によって足の方へと引っ張られています。心臓はこの重力に逆らって脳などの高いところへ血液を流すため、ポンプとして力強い収縮を繰り返します。長期間の遠泳の場合も、水中では常時横になった姿勢のため血液が足の方へ引っ張られることがなく、水圧が重力の影響を相殺するため、無重力の宇宙と似た状況をつ

① Jonscher KR, et al. Spaceflight Activates Lipotoxic Pathways in Mouse Liver. PLoS One. 2016; 11(4): e0152877.

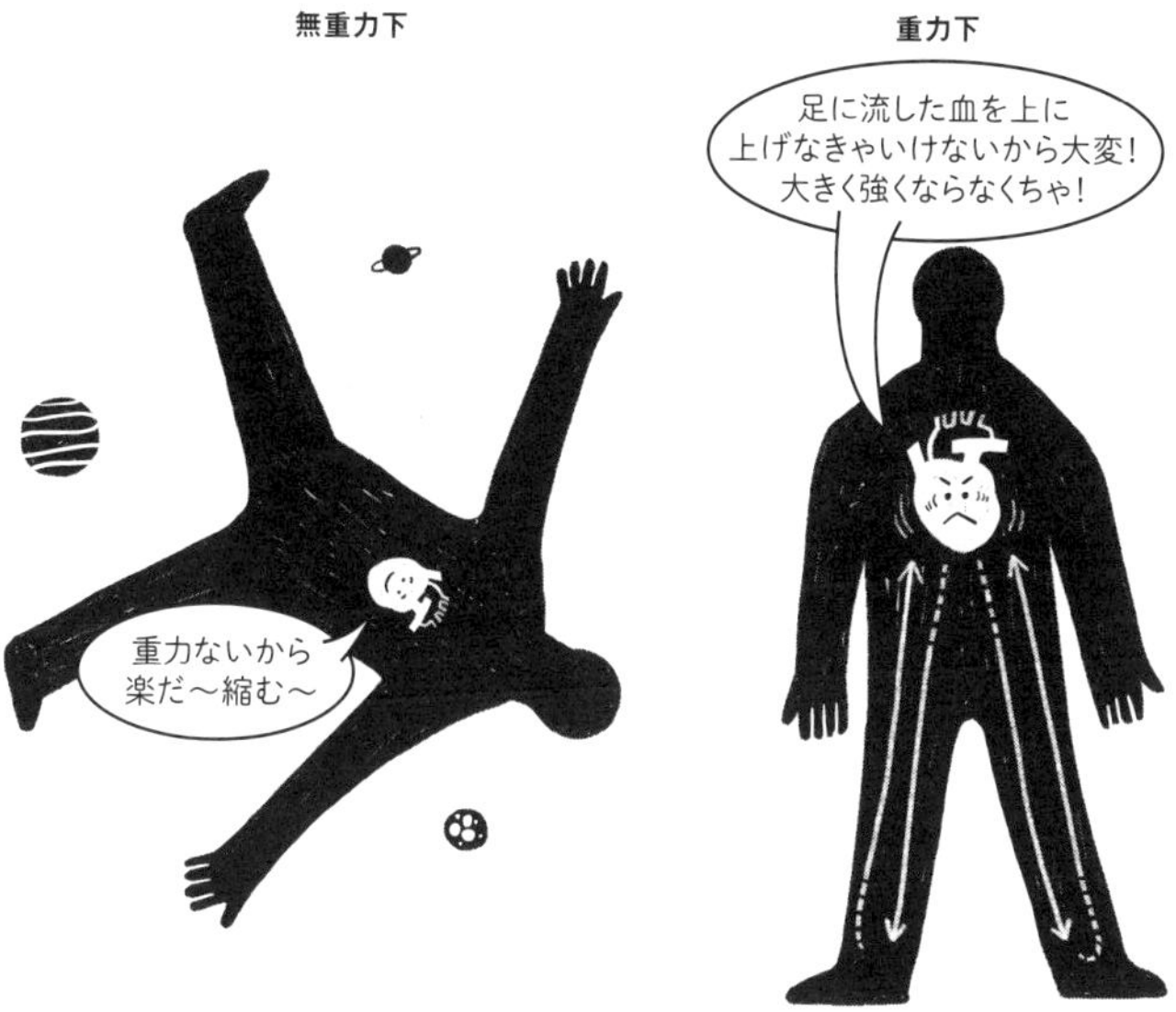
無重力下
重力下
足に流した血を上に
上げなきゃいけないから大変！
大きく強くならなくちゃ！
重力ないから
楽だ～縮む～

くり出します。このため、心臓はあまり頑張らずに楽に血液を送り出すことができたのです。心臓は他の筋肉と同様に、自身にかかる負荷に反応して変化します。あまり負荷がかからなければ、運動を怠った筋肉と同様に縮んでしまうというわけです。

　同じことは長い間、寝たきりの人にもみられます。②寝たきりの人のほうが立って活動する人より負荷が少なく、心臓に負荷がかからないためです。逆にいえば、重力に逆らって血流を上向きに押し上げる心臓には、宇宙飛行士が行っていた程度の軽い運動では再現しきれないほど大

② Perhonen MA, et al. Cardiac atrophy after bed rest and spaceflight. J Appl Physiol (1985). 2001; 91: 645-653.

きな負荷がかかっているといえます。

２人の宇宙飛行士と遠泳者は、どちらも心臓の筋肉量が低下して萎縮が見られましたが、現在確認されているところでは、ケリー氏とルコント氏の心臓は、機能的には問題を起こしておらず、両者共にそれまで通り健康で、体調を崩すこともなかったそうです。

重力は普段意識することもないくらい、私たちにとっては当たり前の存在です。しかしその分、無重力が及ぼす影響によって、想像以上のことが起こるとわかります。

現在、他の宇宙飛行士13名の心臓が調査されているそうですが、相当な負荷をかけないと心臓が萎縮してしまうとすれば、今後宇宙旅行が一般的になっても、のんびりくつろぐようなものにはならない可能性が高いと考えられます。③

③ Dias KA, et al. Biological Protection in Deep Space Missions. J Biomed Phys Eng. 2021; 11(6): 663-674.

Column①

血液の話①　ひきこもりが血液検査でわかる!?

さて、コラムでは「もっと知りたい人体のこぼれ話」をご紹介します。まずは血液のお話。

ひきこもりは、オックスフォード辞書でも「hikikomori」と表記されており、和製英語として普通に使われる言葉になっています。定義としては、「仕事や学校に行かず家族以外の人との交流をしないまま6カ月以上自宅にとどまり続ける状態である」とされており、日本では146 万人以上のひきこもりがいると推定されています。そういうと、ひきこもりは日本特有のものかと誤解されますが、COVID-19 が世界で猛威を振るい、外出や渡航が制限される中、世界中でも hikikomori が急増し大きな問題になっています。そんなひきこもりについて最近、九州大学の研究チームが新事実を発見しました。日本人のひきこもりは健常者と異なる特徴的なパターンを示すことが血液検査でわかり、それがひきこもりの重症度と関係することが示されたのです。[①]

私たちの救急外来にも、多くのひきこもり状態にある患者さんが運ばれてきます。社会との関係を完全に断ち切っているわけではなく、インターネットなどでつながっている人もいます。「ひきこもり」とは病名ではなく状態です。発達障害、適応障害が原因である場合もあり、精神科的介入が必要なうつ病や統合失調症が原因である場合もあります。したがって、治療には多方面からの介入が必要となりますが、これまでは主に社会的・心理学的アプローチが取られてきました。しかし、血液成分の変化があるのであれば、医学、生物学的な要因が根底にあるかもしれず、内科的にアプローチができる可能性が出てきました。

九州大学の研究チームは、日常的な内服薬を使っていないことを条件に選ばれた、ひきこもり状態にある 42 人と健常者 41 人の血液を採取し、成分の比較を行うことにしました。

① Setoyama D, et al. Blood metabolic signatures of hikikomori, pathological social withdrawal. Dialogues Clin Neurosci. 2022;23(1):14-28.

結果、特にひきこもり男性の血液では、アルギニンの値が低く、アルギニン分解酵素とオルニチンの値が高くなっていました。アルギニンは主に鶏肉や豚肉、エビ・カニなどの魚介、大豆などに多く含まれ、体内で一酸化窒素を作り出し、血流をスムーズにする重要な栄養成分です。体内ではアルギニン分解酵素によってオルニチンと尿素に分解されることが知られています。ひきこもり男性の血液ではアルギニン分解酵素が増え、アルギニンがどんどん分解されてしまい、分解産物のオルニチンが増加していると予想されます。アルギニンがなぜひきこもり患者でどんどん壊されるのかはわかっていませんが、サプリメントなどでアルギニンを補給すれば、ひきこもりの症状が良くなる可能性があります。

また、ひきこもりの人は、血中のビリルビンの値が低く、脂質の代謝に関係する長鎖アシルカルニチンの値が高いことも判明しました。

これらの血液成分の変化にどのような意味があるのかについては、まだまだ研究が必要です。ひきこもって日光にあたらないために、二次的に起きてくる変化なのかもしれませんし、偏った栄養が原因かもしれません。しかし、血液成分のパターンをひきこもりの重症度と共にAIに学習させたところ、AIは血液成分の情報のみで、採血した人間がひきこもりであるか、またひきこもりである場合の重症度を高い精度で予測できるようになりました。この結果から、ひきこもりの背景には共通した医学的・生物学的な変化が存在していると結論づけられそうです。

これまでひきこもりは「甘えているだけ」「怠けている」「人間的に弱い」など精神論の犠牲になることもあり、国家的な社会構造の問題にすり替えられてきた面もありますが、医学的にきちんと治療ができる疾患である可能性も捨てきれません。研究者たちは今後、ひきこもりと血液成分の関係を調べていくことで、ひきこもりに効く栄養療法の開発が可能であると述べており、今後に大きな期待が持てます。

2章

病と戦う免疫の新事実

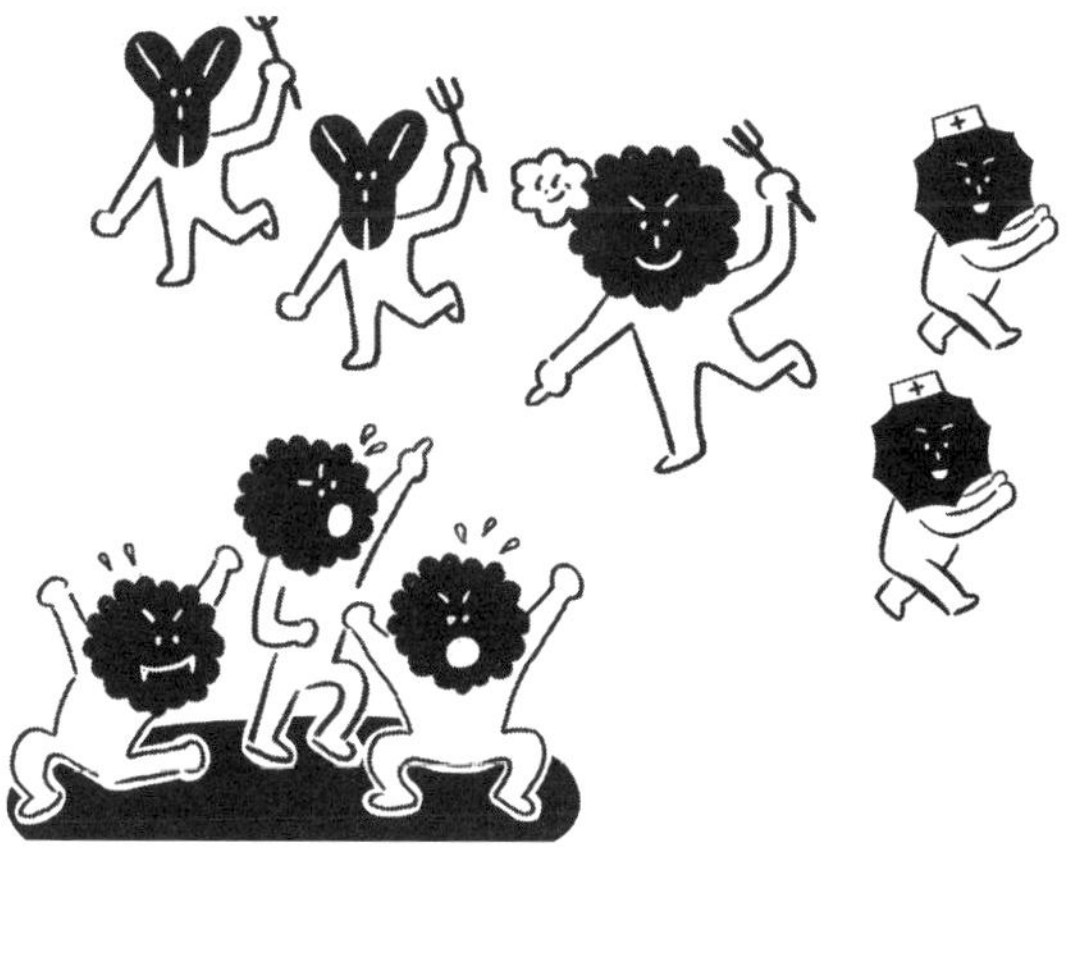

宿敵・がんとの戦い

免疫細胞が裏切る⁉

2章は普通に暮らしているとあまり意識しないのですが、実はいつもお世話になっている免疫の話です。

私たちの身体には、病原体等の入ってきた異物を排除するための免疫システムが備わっています。この免疫システムの担い手は、リンパ球やマクロファージ、好中球などの多彩な免疫細胞であり、お互い助け合いながら働いています。

さて、現代で最も恐ろしい病気のひとつにがんがあります。実は人体では、1日に5000個あまりのがん細胞が生まれているそうですが、私たちがすぐにがんにならないのは、免疫細胞たちが発生したがん細胞を即座に倒してくれるからです。一方で、がん細胞も手を変え品を変え、自分たちが生き残るためにこの免疫システムから逃れようとします。

そのひとつに、本来敵として自分を殺しに来る免疫細胞を、がん細胞が洗脳して自分の味方につけ、逆にがんの増殖を助けてしまうようにすることがあります。これまでその仕組みは謎のままでしたが、最近、スイスのローザンヌ大学の研究者たちが、このがん細胞が行う「洗脳」の仕組みの解明に挑みました。①

コレステロールの中には、宿主の免疫機能を低下させ、がんの増殖を助けてしまうものがあります。その証拠に1980年代以降、数百万人に使用されているコレステロール低下薬の一種であるスタチンを服用していると、食道がん②や膵臓がん③の死亡率が低下することが報告されています。脂質であるコレステロールの合成を減らすと、がんの増殖を抑えられる、つまり、脂質の中には、がんの味方になるものがあるということです。

研究者たちは、マウスの体内で、免疫細胞の一種であるマクロファージに注目。がんの内部で生産される脂質の一種である「β―グルコシルセラミド」がマクロファージの受容体に結合し、マクロファージ内部で働く遺伝子を変化させ、がん

① Di Conza G, et al. Tumor-induced reshuffling of lipid composition on the endoplasmic reticulum membrane sustains macrophage survival and pro-tumorigenic activity. Nature Immunology.2021; 22: 1403-1415.

② Alexandre L, et al. Association Between Statin Use After Diagnosis of Esophageal Cancer and Survival: A Population-Based Cohort Study. Gastroenterology. 2016;150(4):854-65.

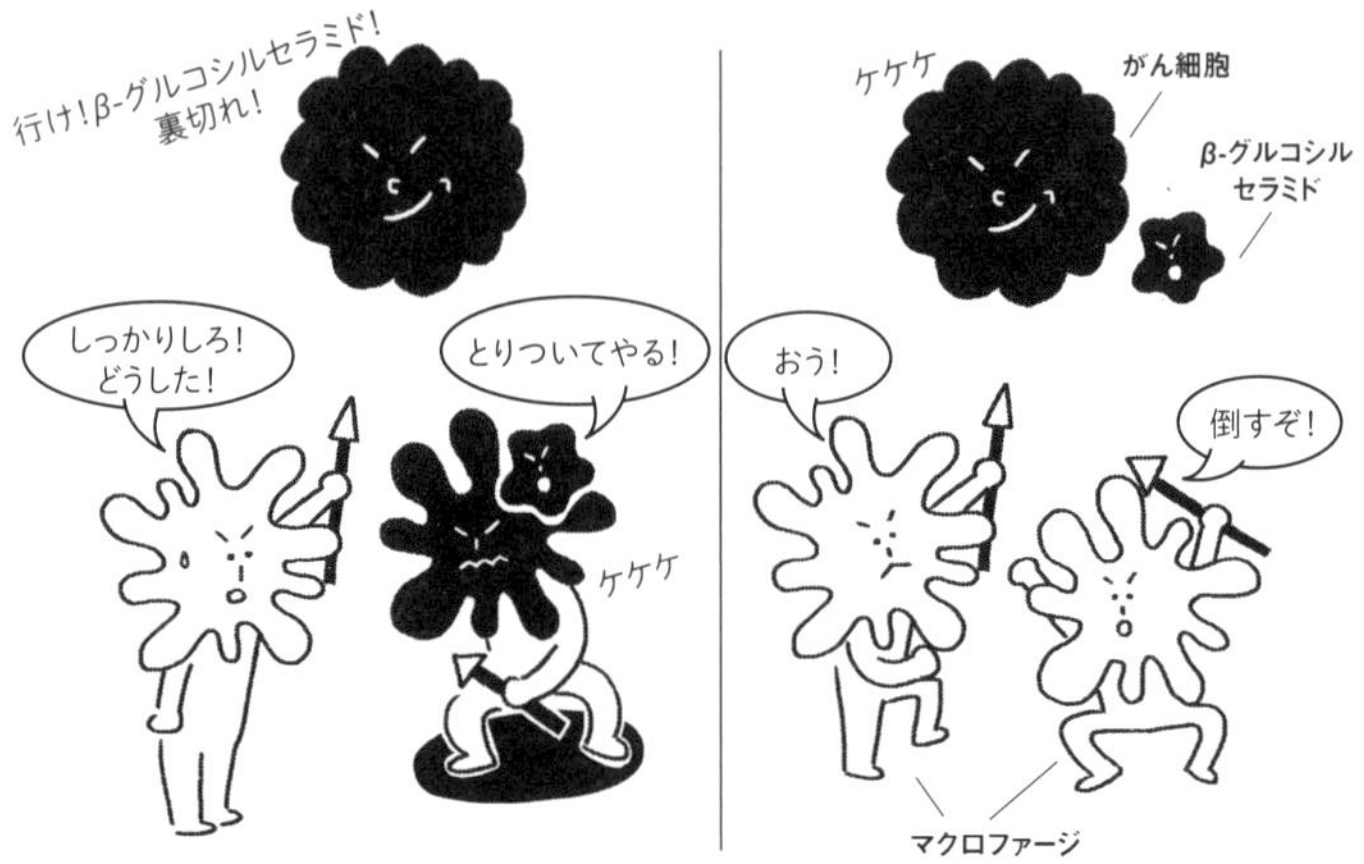
行け！β-グルコシルセラミド！
裏切れ！
しっかりしろ！
どうした！
とりついてやる！
ケケケ
ケケケ
がん細胞
β-グルコシル
セラミド
おう！
倒すぞ！
マクロファージ

の増殖に有利に変形することを発見しました。本来、がん細胞と戦うはずだったマクロファージが裏切るため、がん細胞の増殖力が勢いを増していくのは必然といえます。

逆に、がん腫瘍の生産する脂質のβ―グルコシルセラミドの生産を減らしたり、β―グルコシルセラミドが結合するマクロファージの受容体をふさいで防御したりした場合、マクロファージはがん細胞の味方をしなくなることが示されました。がん細胞がコレステロールの一種を使って免疫細胞を洗脳し、自分の利益になるように隷属させるメカニズムが

③ Wu BU, et al. Impact of statin use on survival in patients undergoing resection for early-stage pancreatic cancer. Am J Gastroenterol. 2015;110(8):1233-9.

詳しく解明されたことになります。

さらに、研究者たちはがん細胞に寝返って敵になったマクロファージを、元のがんと戦う正義のマクロファージに戻すのに役立つ方法も見つけました。

マクロファージを寝返らせるにはβ―グルコシルセラミドをマクロファージに結合させて激しいストレスを起こし、免疫細胞としての力を弱めるXRP1と、遺伝子を操作し免疫細胞としての性質を変質させるSATA3という2つのタンパクが必要です。研究者たちは、マクロファージの力を弱めるX1の遺伝子を除去してこの経路を遮断してみました。するとマクロファージは本来の自分を取り戻し、腫瘍と再び戦い始めたのです。

がんは様々な方法で生き延びようとしますが、本来がんの敵であるはずのマクロファージを自分の味方につけ、自分に有利に働くように作り変えるとは驚きです。④ 今回の研究で、マクロファージが寝返るメカニズムが明らかになったことにより、免疫療法の効果をより確実にし、新たな抗がん剤の開発にも大きな期待が持てるようになりました。

④ Taniguchi S, et al. In vivo induction of activin A-producing alveolar macrophages supports the progression of lung cell carcinoma. Nat Commun. 2023; 14(1): 143.

シン・がん治療①　がんを半殺しにして戻す

がんの治療法は研究が進んでおり、まだ実用化には至らぬまでも、希望の持てそうなアプローチがいくつも出てきています。そのひとつをご紹介しましょう。

人間が本来持つ免疫細胞の力を強化して、がん細胞を殺そうとする免疫療法は、がん治療において画期的なアプローチでした。しかし残念なことに免疫療法は完全ではなく、がんの種類によって最低5％から最高で30％、平均してがん患者全体の13％未満にしか効果がありませんでした。効果が限られている原因は、免疫システムの持つ力を最大限活用し、免疫細胞を十分に活性化させることが難しいことにあります。

免疫の中心的な役割を持つ、いわば司令塔的存在がT細胞です。T細胞が、私たちの健康な細胞を攻撃しない理由のひとつは、免疫チェックポイントを持っているからです。T細胞が持っているPD―1、CTLA―4といった「鍵」が、正常細胞にある「鍵穴」と結合すると、T細胞は相手の細胞が「攻撃してはいけ

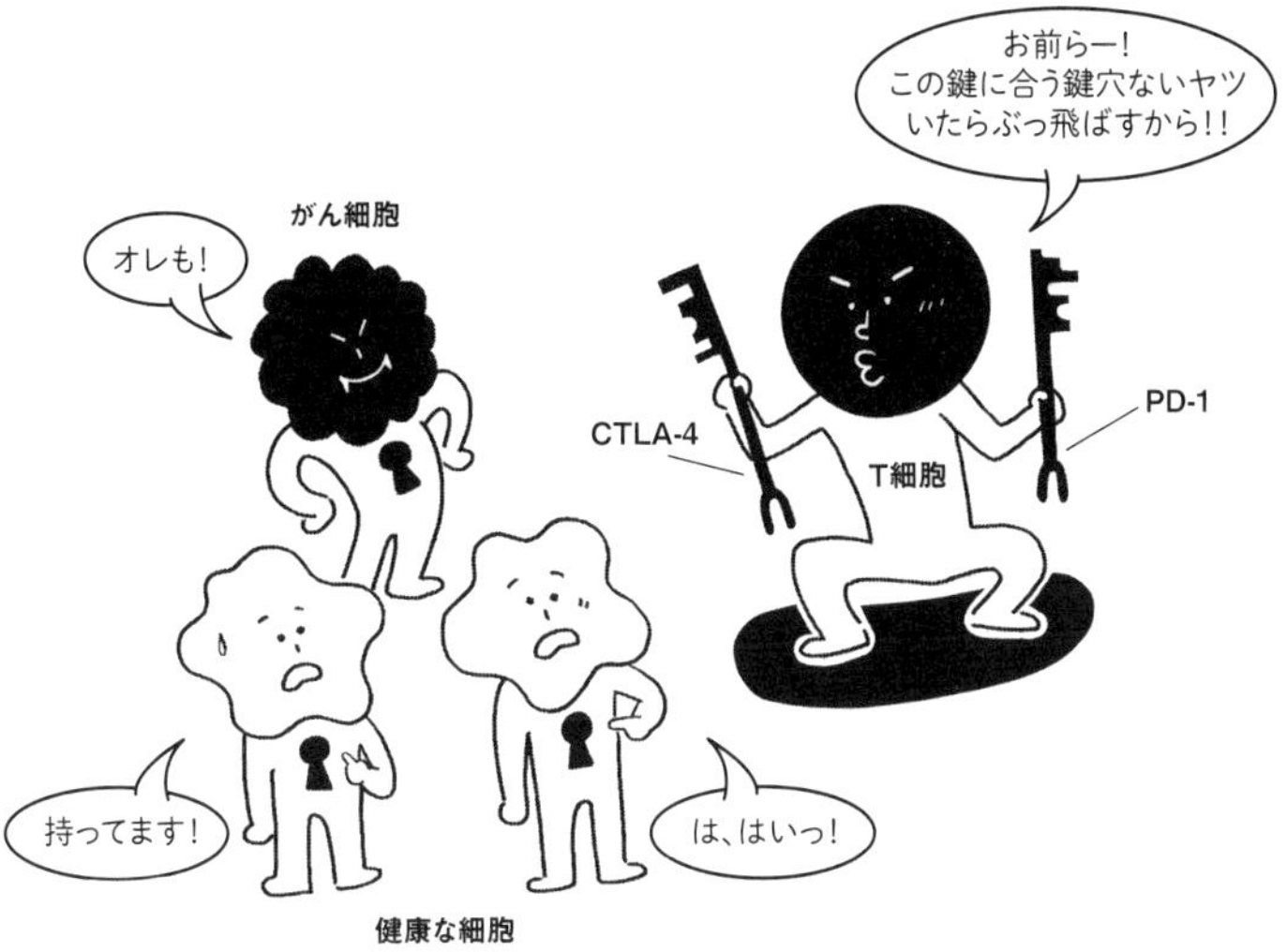
お前らー!
この鍵に合う鍵穴ないヤツ
いたらぶっ飛ばすから!!
がん細胞
オレも!
CTLA-4
PD-1
T細胞
持ってます!
は、はいっ!
健康な細胞

ない仲間」と認識するのです。しかし、がん細胞はもともと正常細胞の遺伝子に傷がついてがん化したものなので、これらの鍵穴を持っています。がん細胞はこの仕組みを悪用し、鍵穴とT細胞の鍵を結合させ、免疫細胞の攻撃を免れます。この鍵と鍵穴が結合できないようにする薬品が免疫チェックポイント阻害剤なのですが、このような免疫システムを利用する治療法も決して万能ではありません。

マサチューセッツ工科大学（MIT）の研究者たちは、がんになったマウスの腫瘍から切り取ったがん細胞のＤＮＡを、薬品によって損傷させ改めてマウスの腫瘍に戻すという方法を、免疫療法と組み合わせることにしました。いわばがん細胞を「半殺し」にしてそれを腫瘍に再び戻す、という方法です。①これを実験で試してみると、黒色腫と乳がんに対して効果を発揮し、免疫療法の併用によってマウスの40％においては腫瘍が完全に消滅しました。

健康な細胞は回復の見込みがないほど大きく損傷すると、がん化など深刻なエラーを起こす前に、免疫システムに対して自らの「介錯」を求める信号を発します。これはアポトーシスと呼ばれる細胞の自殺なのですが、自分で「もうだめだ、殺してくれ」というサインを出して、免疫細胞に自ら殺されることを頼むわけです。これは正常な細胞の場合ですが、がん細胞も「介錯」を求めるサインを出すのであれば、免疫細胞にそれを認識させて、より有効にがん治療を行える可能性があります。

ＤＮＡをズタズタに傷つけられ「半殺し」にされたがん細胞は、腫瘍に戻さ

① Sriram G, et al. The injury response to DNA damage in live tumor cells promotes antitumor immunity. Sci Signal. 2021;14(705): eabc4764.

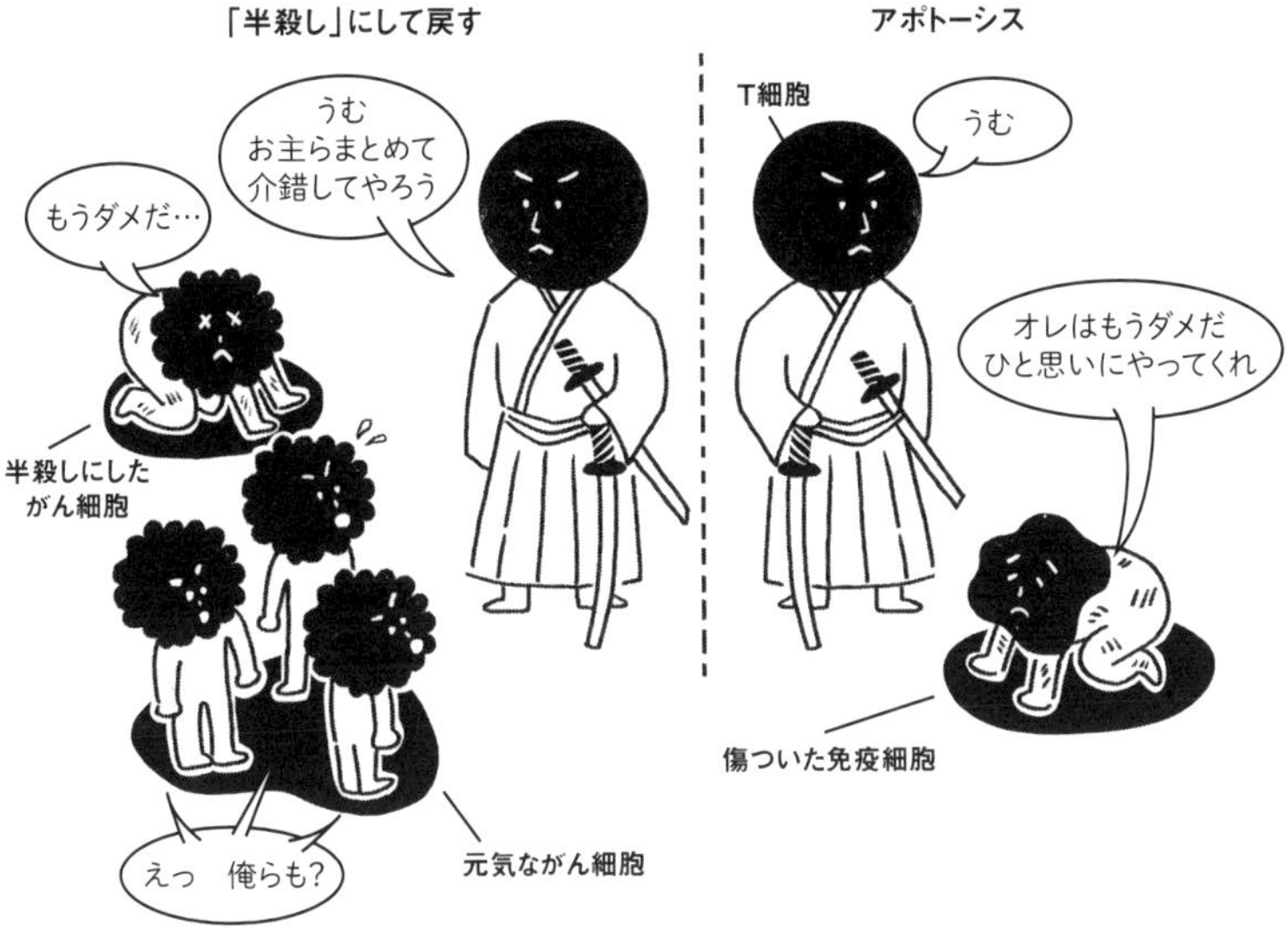
「半殺し」にして戻す
うむ
お主らまとめて
介錯してやろう
もうダメだ…
半殺しにした
がん細胞
えっ　俺らも?
元気ながん細胞
アポトーシス
T細胞
うむ
オレはもうダメだ
ひと思いにやってくれ
傷ついた免疫細胞

れた後も免疫細胞に自らの「介錯」を求める信号を発し続けます。免疫細胞は半殺しになったがん細胞だけでなく「腫瘍全体を介錯の対象」と認識して攻撃を始めます。これが、「半殺し」にしたがん細胞を戻す治療法のメカニズムです。

しかし、半殺しにしたがん細胞をマウス体内の腫瘍本体に戻すだけでは、治療効果がありません。免疫療法によって免疫細胞の力が十分に高まってブーストされた状態でなければ、半殺しにされたがん細胞の「介錯」信号を、免疫細胞が感知できないことがわかりました。つまりこの方法は、他の抗がん治療との併用が望ましいということになります。

この研究成果は、DNAを損傷させたがん細胞を腫瘍に移植することで、免疫療法の成功率が上げられることを示しました。それはつまり、半殺しにされたがん細胞は、ワクチンとして働く可能性もあるということです。研究者たちは、この方法でがんが完治したマウスに、数カ月後にがん細胞を移植しました。するとマウスの免疫細胞は侵入してきたがん細胞を認識して攻撃し、新しい腫瘍ができなかったのです。

今回の結果は、あくまで動物実験のものですが、今後は人間にも試すことが計画されているようです。免疫療法には自らの免疫を鼓舞しつつ、その効果を高めるための様々な工夫がなされています。今後、免疫療法の有効率を劇的に向上させ、がんの完治や予防につながる方法がどんどん出てくることを期待します。

シン・がん治療②　ステルス化の解除

がんに対する免疫療法は人間の免疫システムを基本としているために、先ほど述べたように免疫がうまくがん細胞を認識できなければ、効果は得られません。一方で、がん細胞自身は自分が生き延びようと、免疫療法から逃れるためのステルス能力を獲得しました。「ステルス（stealth）」とは、「こっそり行う」という意味の外来語で、「盗む」を意味する「スティール（steal）」と同じ語源です。ステルス技術は、戦闘機がレーダーに探知されないようにするのに使われていますが、がん細胞も自ら変異することで、免疫細胞に察知されないようにしたのです。

そこでイタリアのトリノ大学の研究者たちは、ステルス化したがん細胞が再び免疫に認識される方法を開発しました。①ステルスがん細胞を強制変異させ、その能力を奪うことで、免疫療法の効果を上げることに成功したのです。その方法とは、特殊な薬剤を使ってがん細胞のＤＮＡ修復を阻害し、がん細胞の性質を無理やり変えることで、がん細胞がもつステルス能力を台無しにする余計なタンパク質を作らせることでした。つまり、隠れていたがん細胞を引っ張り出して、もっと目立つようにするのです。これは、がん細胞の武器である変異を人間が逆に利用してしまう画期的な方法でした。

① Morano F, et al. Temozolomide Followed by Combination With Low-Dose Ipilimumab and Nivolumab in Patients With Microsatellite-Stable, O6-Methylguanine-DNA Methyltransferase-Silenced Metastatic Colorectal Cancer: The MAYA Trial. J Clin Oncol. 2022;40:1562-1573.

がん細胞への変異誘発剤には、ほかにもあります。そもそも細胞が分裂を行うためには、DNAの複製を行う必要があります。DNAには生命情報の全てが刻まれているため、DNAの複製ができなければ細胞分裂はストップしてしまいます。DNAは二重らせん構造を取っていますが、ある種の抗がん剤は橋を架けるようにDNAへ結合します。これによってDNAをほどくことができなくなり、DNAの複製が阻害されます。正常細胞に比べて、がん細胞は増殖速度が異常に速いという特徴があるため、分裂のスピードが速い細胞の分裂を妨げられれば、標的とするがん細胞のみを細胞死へと導くことができます。

対ステルス化の話に戻りますと、がん細胞のDNA修復を阻害し変異を誘発する抗がん剤のひとつにテモゾロミドがあります。これに着目し、がんになったマウスに対して、テモゾロミドを与えたところ、がん細胞のステルス化が解除され、免疫療法がうまく機能することが示されました。そこで今回、動物実験での成功を経た研究者たちは、人間に対する臨床試験を実施することにしました。

研究では、免疫療法がうまくいかなかった進行性結腸がんの患者に対して、テモゾロミドを与えたところ、治療グループ全体で腫瘍の成長が平均して7カ月間停止したことが判明しました。また研究者たちが行った最新の学会発表では、テモゾロミドを投与された16人中14人で、がん細胞の突然変異が誘発されていることが示されました。さらに別の研究グループが行った研究では、テモゾロミドに加えて別の変異誘発剤シスプラチンを混ぜてマウスに注射してみたところ、それぞれを単独で投与した場合に比べて1000倍の遺伝子変異が起きており、免疫療法によって腫瘍が消えている様子が示されました。また同様の混合処方を人間に行った場合でも、がん細胞で高レベルの変異が起こり、腫瘍の成長が止まっている様子が確認できました。

一方、変異誘発剤は理論上、がん細胞だけでなく健康な細胞に対してもがん化させる可能性を秘めており、安全性に懸念があります。また変異剤によって遺伝的に多様になったがん細胞集団は、似たような遺伝子を持ったがん細胞集団に比べて耐性を高める傾向があります。しかし、マウスを用いた実験ではテモゾロミドによって、がん細胞の変異が確認された一方で、新たな腫瘍が見られることはありませんでした。

がん細胞の変異を増加させればいいかというとそうではなく、マウスを用いた研究によれば、紫外線によってがん細胞の変異を増加させたところ、がん細胞の遺伝子が多様化して、逆に免疫療法が効きにくくなってしまったという負の影響もあります。つまり、今後は薬剤による効果をがん細胞のステルス解除のみに特化させることができれば、健康な細胞に与える悪影響を最小限のものにできるということです。研究者たちは今後、がん細胞に効果的に変異を起こす、より選択制の高い抗がん剤の開発を目指していく、との意気込みをもっています。

シン・がん治療③　洗脳して「抗がん剤の工場」にする

がん細胞を攻撃するための抗がん剤は、どうしても周囲の正常な細胞にまで毒性が及んでしまいます。がんの治療で最も重要なことは、がん細胞をどのように効率的に殺すか、正常な細胞を傷つけずにがん細胞だけを攻撃できるかですが、なかなかそのような方法を見つけ出すことはできませんでした。

しかし近年、チューリッヒ大学の研究者たちは、がん細胞を攻撃する手段としてウイルス（アデノウイルス）を用いてがん細胞の遺伝子を書き換え、がん細胞自身を「抗がん剤の生産工場」に変えることに成功したと報告しました。①

アデノウイルスは臨床では風邪の原因となる一般的によく知られたウイルスで、細胞表面にある特定のタンパク質に結合することで感染します。研究者たちは、このアデノウイルスの遺伝子を編集操作し、病原性と増殖能力を奪いつつ、がん細胞の表面にあるタンパク質だけを認識するように書き換えました。これにより、標的とするがん細胞だけに感染するアデノウイルスが人工的に作られたのです。

がん細胞を殺すには、強力な毒素あるいは抗がん抗体や免疫物質が必要になります。そこで研究者たちはウイルスの遺伝子をさらに編集し、がん細胞を認識して攻撃する抗体と免疫物質の遺伝子を書き加えました。これによりがん細胞の内部に入り込んだ遺伝子たちががん細胞に、ウイルスの体を作る代わりに、がん細

① Smith SN, et al. The SHREAD gene therapy platform for paracrine delivery improves tumor localization and intratumoral effects of a clinical antibody. Proc Natl Acad Sci USA.2021;118(21): e2017925118.

胞を殺す抗がん抗体と免疫物質を生産させるようになったのです。

つまり、ウイルスの増殖能力を乗っ取って、がん細胞自体を、自身を殺す抗体と薬の生産工場に変えてしまうわけです。細胞の塊、つまり腫瘍の中でがん細胞が自ら分泌した抗腫瘍物質は、腫瘍内の局所で効果を発揮しますが、こういう状態をパラクリン（傍分泌）と呼び、正常組織への影響が少なく抗がん治療としては理想的ともいえます。また、このような治療法をＳＨＲＥＡＤ（SHielded, REtargeted ADenovirus）遺伝子治療と呼び、大きな期待がされています。

加えて今回の研究では、作り上げたアデノウイルスの性能を実証する実験も行われました。研究者たちはまず、乳がんの細胞をマウスに植えつけます。次に用意していたアデノウイルスを感染させ、がん細胞に対するウイルスの効果を確かめました。ウイルスが感染し始めると、腫瘍全体のあちこちに小さな穴が開き始め、腫瘍に栄養を供給していた血管がボロボロになりました。これは、がん細胞内部で生産される抗がん抗体と免疫物質が、がん細胞を内側から攻撃して破壊し始めた結果です。また研究者たちが抗がん抗体の濃度を腫瘍内部と血液で比較し

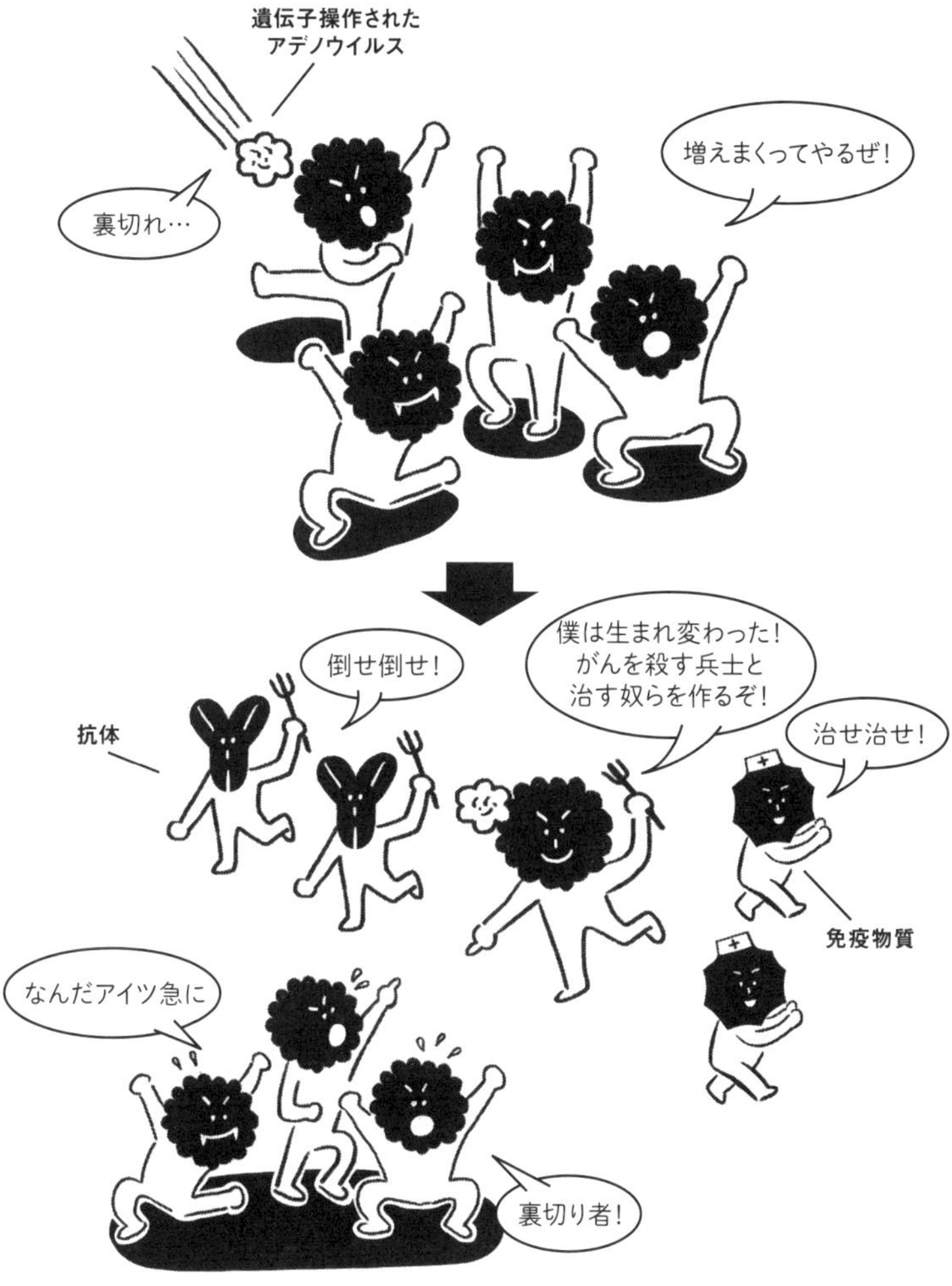
遺伝子操作された
アデノウイルス
裏切れ…
増えまくってやるぜ!
倒せ倒せ!
僕は生まれ変わった!
がんを殺す兵士と
治す奴らを作るぞ!
抗体
治せ治せ!
免疫物質
なんだアイツ急に
裏切り者!

たところ、抗がん抗体の濃度は腫瘍内部では血中の1800倍に達していたことが確認されています。この結果もウイルスが、がん細胞だけに感染したことを示しています。

また、アデノウイルスを遺伝子操作しがん細胞に感染させることで、がん細胞自身を、抗がん剤の生産工場に変えることができただけでなくさらに、ウイルスの細胞認識部位を書き換えることで、乳がん以外の様々ながんに対応できるウイルスのプラットフォームの作成も行われました。

これまで20年近い研究の積み重ねがあったアデノウイルスを用いた遺伝子治療ですが、今回の研究成果である汎用性の高いプラットフォームの開発は将来のがん治療の標準化につながる可能性が大きく、大変意義があるものです。まだ動物実験でしか確認されていないこの方法ですが、安全性が確認され人間にも効果があるとすれば、腫瘍の部位ごとに異なる遺伝子操作をしたウイルスを腫瘍に直接入れる、という治療法につながります。例えば、肺と胃にがんが転移しているならば肺には肺がん用に、胃には胃がん用に、それぞれ遺伝子操作したウイルスを送り込むというわけです。毒性を生じる最小の量で、腫瘍だけに限局して治療効果を発揮するこの方法は、がんの治療法として理想的であるといえます。

「万能型」免疫細胞の発見

さて、これまで見てきたような新しい治療法はいずれも、私たち人間にそもそも備わっている免疫力を強化してがんをやっつける免疫療法です。近年ではその比重が増しています。

ただ、がん細胞は発生した臓器ごとに表面構造が異なっており、従来の免疫療法では全てのがん細胞を認識することができませんでした。そこで、先述の方法では、発生した臓器ごとの表面構造を認識するようがん細胞を「洗脳」しましたが、イギリスの研究者たちによって、新たに広範囲のがん細胞を同時に認識できる「万能型」免疫細胞が発見され、免疫療法の革新が起きようとしています。①

① Crowther MD, et al. Genome-wide CRISPR-Cas9 screening reveals ubiquitous T cell cancer targeting via the monomorphic MHC class I-related protein MR1. Nat Immunol 2020 ; 21(2): 178-185

現在よく使われている免疫療法は、1980年代半ばに開発されたCAR―T療法と呼ばれる方法です。この方法では、免疫細胞の司令塔の役割をするT細胞を、一度外に取り出し、がん細胞の表面構造を認識するように改造。がんと戦うよう強化して体内に戻します。この方法は、日本でも2019年に薬事承認されており、特に血液がんで高い有効性を示しています。がんを認識するキメラ抗原受容体（CAR）を遺伝子改変技術により人工的にT細胞に導入しT細胞を強化するため、「CAR―T細胞療法」と呼ばれています。ただこの方法は画期的なのですが、残念ながらがん細胞が集まってできる固形がんに適用するには課題があり、限られた種類のがんだけにしか効果がないのが難点といわれていました。

また一方で、T細胞には、T細胞受容体（TCR）と呼ばれる分子が細胞膜上に存在します。人間の細胞と体液には血液型に似たHLA（人間白血球抗原）というものがありますが、T細胞はTCRでこのHLAを認識することで、抗原に関わる情報を得ています。HLAは血液型のようなものですが、その組み合わせは膨大であり、T細胞ががんの抗原を認識するには患者のHLAタイプに合わせ

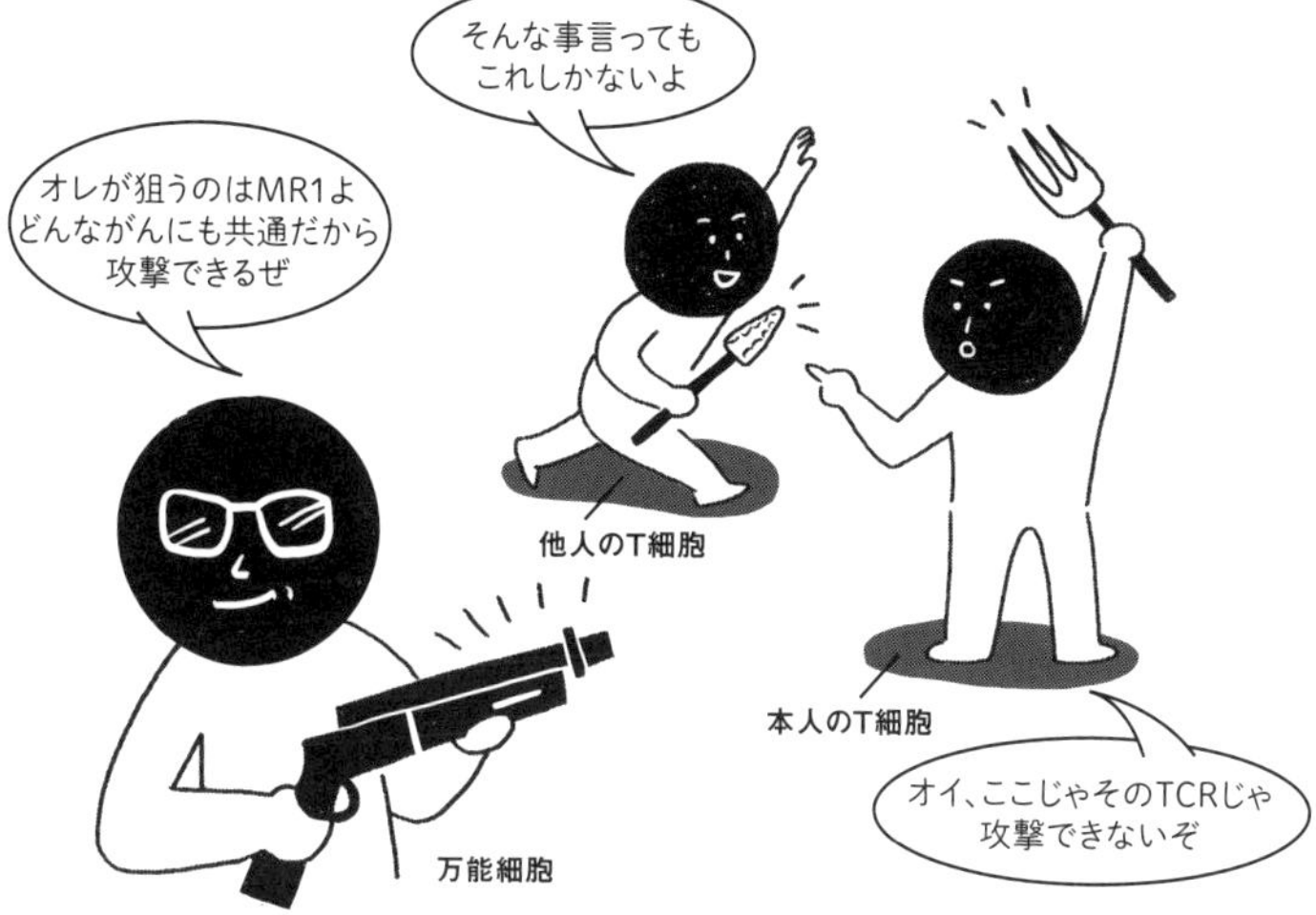
そんな事言っても
これしかないよ
オレが狙うのはMR1よ
どんながんにも共通だから
攻撃できるぜ
他人のT細胞
本人のT細胞
オイ、ここじゃそのTCRじゃ
攻撃できないぞ
万能細胞

たＴＣＲが使用されます。そのため他人のＴ細胞を使ってもがんを攻撃することはできず、自分のＴ細胞を使って治療しないといけないのです。

今回の発見は、あまり個人差がない分子を標的とすることにより、誰にでも使用でき、ほとんどの種類のがんを治療できる汎用的なＴＣＲ―Ｔ細胞療法の可能性が示されたことが重要です。

この分子は、正常な細胞では物質輸送に関わるＭＲ１と呼ばれるタンパク質ですが、がん化した細胞ではこのＭＲ１が特定の変形を起こします。この変形が、どういうわけか、どのがん細胞でも同じ形をした共通構造になっており、隠れた格好の標的になっていたのです。この共通構造を認識する人工の免疫細胞を体外で大量に生産できれば、あらゆるがん細胞を同時攻撃することができます。がんは生き残るために多様な表面構造を有し、簡単に自分を認識できないようにする性質がありますが、この研究により隠れた弱点が発見されたともいえます。

この研究では遺伝子編集技術で、ほとんどの種類のがん細胞を識別可能なTCRを備えたT細胞を作り出すことに成功しました。このT細胞は、健康な細胞に対しては毒性を持たないまま、肺・皮膚・血液・結腸・乳房・骨・前立腺・卵巣・腎臓・子宮のがん細胞を殺すことができたことが実験室で示されています。また、人間の免疫系と人間のがん細胞を持つマウスにこのT細胞を注入したところ、従来のCAR―T細胞療法に匹敵する効果が示されたと研究チームは報告しています。

研究では、人間のがん細胞（悪性黒色腫）由来で、新しいＴＣＲを発現するように改変したＴ細胞を、実際に体内で悪性黒色腫を持つマウスに使用してみました。結果は成功で、人工的に改変されたＴ細胞はがん細胞の弱点であるＭＲ１をロックオンし見事に破壊。この治療法が実際に機能することが確かめられました。

また、元の患者のがん細胞だけではなく、他の患者のがん細胞にも効果があったことが実験で示され、この実験結果は、患者ごとにＴ細胞を書き換えるのではなく、「普遍的にがんに効果のあるＴ細胞」を用意できる可能性を示唆しています。

これまでのＣＡＲ―Ｔ療法は、臓器ごとに一つひとつ異なる表面構造に合わせて人工のＴ細胞を作り、患者の身体に戻していました。しかし、今回報告された方法は、幅広いがん細胞に共通する構造を攻撃対象にすることができました。実用化にあたっては、人工の免疫細胞が正常な細胞を傷つけないかテストする必要がありますが、多くのがん患者さんを救うために大きな期待ができる朗報であるといえます。

難病・AIDSと免疫

HIVを克服した患者

がんよりずっと患者数は少ないですが、一度発症するとまず助からないAIDSも人類にとっての難敵です。そもそもAIDSとは何なのでしょうか?

HIVウイルス(人間免疫不全ウイルス)が血液や精液などを介して、私たちの免疫細胞に感染すると、身体を病原体やがんから守る免疫システムが壊れてしまいます。そのウイルスに感染後、HIVが増殖していく中で発症する状態が「AIDS(後天性免疫不全症候群)」と呼ばれています。HIVにより発症する疾患は主に20ほどありますが、そのどれかを発症した時点でAIDSと診断されます。AIDSは依然として世界的な公衆衛生上の大きな課題となっており、これまでに約4000万人の命が奪われ、今なお年間50万人以上が死亡。さらに年間150万人の新規感染者が報告されています。

とはいえ予防や早期診断が進歩したことに加え、抗ウイルス治療薬で病気の進行を抑えることができるようにもなり、ＨＩＶ感染は管理可能な慢性疾患となりつつあります。現在の医療では、ＨＩＶウイルスを完全に排除する治療法はないのですが、ＡＩＤＳが治癒したという報告は散見されるようになってきました。

例えば、ＨＩＶに感染して10年以上になる40代のアメリカ人男性の例です。彼は２００６年に急性骨髄性白血病を発症し、化学療法を受けたのですが、治療はうまくいきませんでした。そこでドイツのハッター医師により、２００７年に白血病とＨＩＶ感染の双方の治療を行うため、ＨＩＶの定着を妨げる遺伝子が遺伝子変異により備わったドナーの骨髄から幹細胞採取され、その移植が行われました。その後、抗レトロウイルス治療を停止して3年後もＨＩＶは検出されず、また白血病再発の兆しもありませんでした。この患者は、世界初のＡＩＤＳから治癒した患者として２０１１年に発表され、画期的なＨＩＶ治療法が発見されたと注目されました。①

２０２０年に2例目のＨＩＶの克服に成功したのは、イギリス在住の40歳男性

① Allers K, et al. Evidence for the cure of HIV infection by CCR5 Δ 32/ Δ 32 stem cell transplantation. Blood. 2011;117(10):2791-2799.

です。この男性は、2008年にHIV感染が認められ治療が開始されていましたが、2013年、血液がんの一種である「ホジキンリンパ腫」と診断されました。その後、2016年に骨髄移植を受けましたが、骨髄を提供したドナーは1例目と同様にHIVに対する耐性を持つ遺伝子を持っていました。移植後の追跡診断でも、30カ月にわたり再発が認められないことからこの患者はAIDSが完治したと判断されています。②

最近、HIVに感染したアメリカの女性が白血病になり、それに対しHIV抵抗性を持つ遺伝子を持つドナーの臍帯血からの幹細胞移植を受けたところ、治療後14カ月間HIVが確認されておらず、HIV感染者の治癒として世界で3例目、女性では初めての例として報告されています。③ この患者は成体からの幹細胞を行った1例目、2例目と異なり、確保しやすい臍帯血からの幹細胞を使った点で大きな注目を浴びました。

HIV抵抗性の遺伝子変異をもつドナーからの幹細胞移植により、3人のHI

② Gupta RK, et al. Evidence for HIV-1 cure after CCR5Δ32/Δ32 allogeneic haemopoietic stem-cell transplantation 30 months post analytical treatment interruption: a case report. Lancet HIV. 2020; 7(5): e340-e347.

③ Hsu J, et al. HIV-1 remission and possible cure in a woman after haplo-cord blood transplant. Cell. 2023; 186(6): 1115-1126.e8.

V感染者は結果的にHIVに対する抵抗力を身につけたわけですが、このような遺伝子変異はヨーロッパ総人口の1%以下しか見られないそうで、標準的治療にはなりにくいと考えられています。しかも、幹細胞移植そのものにも大きなリスクがあり、この3人は血液疾患で幹細胞移植が必要になったためにやむなく行われたに過ぎません。それでもこれらの患者さんたちの報告は、HIVの治療は可能だということを明確にし、遺伝子治療がHIV治療の戦略として使えることを示しています。

余談ですが、1980年代に米国でAIDSが急激に広がり、パニックが起こったのですが、その当時、またAIDSの原因がウイルスだとは特定されていませんでした。免疫力低下の原因の研究が行われる中、患者のほとんどが肛門性交を行っていたため、精液の中に含まれるプロスタグランジンE2という物質がパートナーの直腸に入ることで免疫力が低下し、それがAIDS発病の原因になっているという説が提唱されました。④

④ Kuno S, et al. Prostaglandin E2 administered via anus causes immunosuppression in male but not female rats: a possible pathogenesis of acquired immune deficiency syndrome in homosexual males. Proc Natl Acad Sci U S A. 1986 Apr;83(8):2682-2683.

この論文を発表した研究グループは、オスとメス10匹ずつのラットに、1日1回、プロスタグランジンE_2を直腸に注入して、7日後に免疫細胞の機能を調べて免疫力を検討したところ、メスではほとんど変化はなかったのに対し、オスでは注入前に比べ注入後は免疫力が約3分の1に低下することがわかったのです。

AIDSの原因がHIVウイルスであると特定されたこともあり、その後、直腸に注入された精液に関する研究が追試されるなどの発展はなかったようで、オスで免疫力低下が起こるメカニズムや、メスでこの現象が起こらない理由などは明らかになっていません。しかし、女性なら問題にならない精液が、男性の体内に入ると免疫を破壊するという事実は、当時大変センセーショナルな話題になったのです。

鍵穴を持たないT細胞

世界的に大流行した新型コロナウイルス感染症の原因であるSARS―CoV―2は人間の遺伝子には潜り込まないので、感染細胞が死滅すれば体内からいなくなります。一方、ＨＩＶの恐ろしいところは、人間のリンパ球、Ｔ細胞に侵入して増殖し、自分の遺伝子を人間のＤＮＡに挿入して、継続的に増えて安住してしまうことです。一度人間のＤＮＡに潜り込んだＨＩＶの遺伝子は、その部分だけ後から切り出して消すことはできません。なのでＨＩＶに一度感染した人は、一生受け継がれ、ＨＩＶと共に生き続けるしかないのです。ＨＩＶに感染した人のＴ細胞は、何も治療をしないとどんどん減り続け、しまいにはＡＩＤＳを発症して死亡してしまうというわけです。

先ほどＨＩＶから治癒した3人の感染者の例を紹介しました。これらの患者は、ＨＩＶに対する抵抗力をもつドナーから幹細胞移植をされ、結果的に長期間の経過観察でもウイルスが検出できないことから「治癒」したと考えられています。今後、ウイルスがリバウンドする可能性もあり①、どの時点で「治癒」といえるのかは議論の余地があるとはいえ、このドナーたちは「エリートコントローラー」と呼ばれます。エリートコントローラーは何も薬を飲まなくてもＡＩＤＳを発症することがありません。とすれば、彼らと普通の人と何が違うのかを調べ

① Henrich TJ, et al : Antiretroviral-free HIV-1 remission and viral rebound after allogeneic stem cell transplantation: report of 2 cases. Ann Intern Med. 2014; 161 : 319-327.

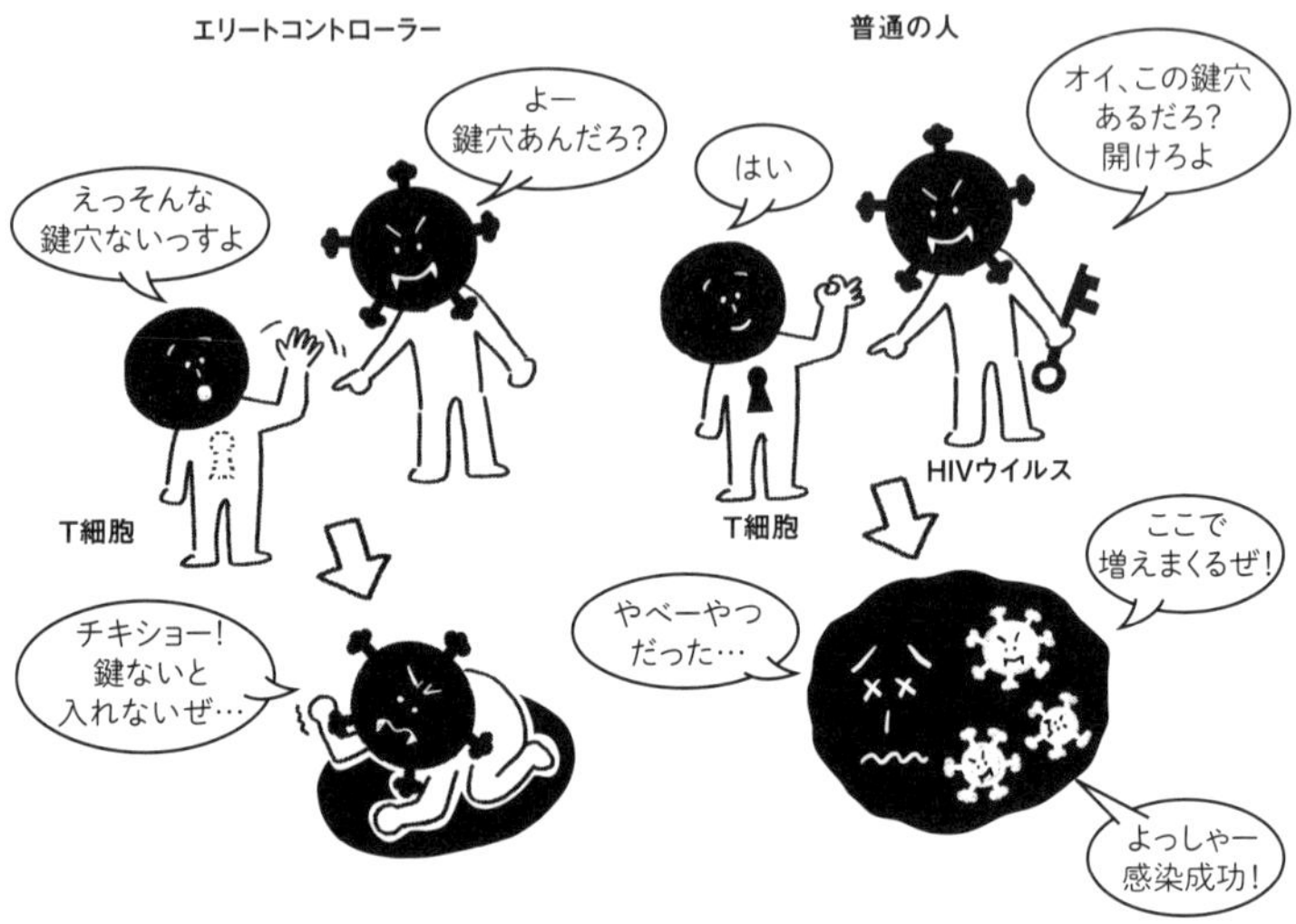
エリートコントローラー
よー
鍵穴あんだろ?
えっそんな
鍵穴ないっすよ
T細胞
チキショー!
鍵ないと
入れないぜ…
普通の人
オイ、この鍵穴
あるだろ?
開けろよ
はい
HIVウイルス
T細胞
ここで
増えまくるぜ!
やべーやつ
だった…
よっしゃー
感染成功!

ることでAIDS治療の糸口がつかめるかもしれません。

HIVがT細胞に感染するとき、HIV側のgp120という糖タンパクが「鍵」となり、免疫細胞であるT細胞側は、表面にあるCD4とCCR5という受容体が「鍵穴」になります。エリートコントローラーは、CCR5の遺伝子に異常があり、正常なCCR5受容体を作れない人が多いといわれています。つまり、HIVは、T細胞表面にあるCCR5受容体を利用してT細胞に侵入するのですが、CCR5受容体に異常があると、HIVはT細胞に侵入できず、増殖することができないのです。なので、エリートコントローラーはたとえHIVに感染したとしても、T細胞の数は減らず、体内のHIVの数も少ないままなので、AIDSを発症することはないとされています。

CCR5受容体の遺伝子変異は、北ヨーロッパの白人の16％に見られます。よってこれらの地域ではHIVに耐性を持つ人たちの数が多いのです。実は、今は絶滅した天然痘というウイルスもCCR5受容体を利用してT細胞に侵入することがわかっており、ヨーロッパのように天然痘がかつて大流行した地域にこのような遺伝子変異を持つ人々が多いことと関係があると信じられています。

現在ではHIVに感染した人も、HIVがT細胞に侵入して自らをコピーする過程を妨げる様々な抗HIV薬を同時に飲むことによって、AIDSの発症をほぼ防ぐことができるようになっています。その中で重要な薬にマラビロクという薬がありますが、これは実はCCR5阻害薬なのです。この薬によって、エリートコントローラーではない普通の人も、HIVのT細胞への侵入を減らすことができます。また、最近では、T細胞を取り出してCCR5遺伝子をエリートコントローラーのように改変し身体に戻すことにより、HIVウイルス数を減らせることもマウスを用いた実験でわかりました。②

AIDSを「自然治癒」させるスーパー免疫

エリートコントローラーに該当するのはHIV感染者全体の約0・5%で、極めて貴重な体質であるとされています。アメリカ、ラゴン研究所の研究者たちは、64人のエリートコントローラーと41人の通常の感染者の協力を仰ぎ、彼らから提供された細胞に詳細な調査を行いました。① まずは、エリートコントローラーはどうやってHIVを体内で増殖させることなく保持しているのかを調査するため、HIVの位置を正確にマッピングし、HIVが人間の遺伝子のどの部分に入り込んだか調べました。

調査の結果、エリートコントローラーの遺伝子内部には、完全な形のAIDS遺伝子が一般患者と同じように挿入されていることがわかりました。しかし、エ

② Perez EE et al., Establishment of HIV-1 resistance in CD4+ T cells by genome editing using zinc-finger nucleases.Nature Biotechnology 2008; 26; 808-816.

① Jiang C, et al. Distinct viral reservoirs in individuals with spontaneous control of HIV-1. Nature.2020; 585: 261-267.

リートコントローラーの、ウイルス遺伝子が挿入された場所の多くが「遺伝子砂漠」と呼ばれるほとんど活動がない領域だったのです。HIVウイルスの自己複製は人間の細胞の遺伝活性に依存しているため、不活発な場所に差し込まれたAIDS遺伝子もまた、活動することができなかったのです。

ではエリートコントローラーでは、HIVが「たまたま幸運にも」遺伝子の不活発な場所に入り込んだのでしょうか？　その疑問を解決するため、研究チームは過去に一度HIVに感染したエリートコントローラーの細胞を15億個以上分析しました。その結果、ある女性患者1人の細胞からだけはHIVを見つけられなかったそうです。彼女は24年にわたり治療薬を飲まずにいましたが、AIDSは発症していませんでした。彼女の細胞には、まともな配列を維持したHIVウイルスの遺伝子が存在せず、感染していたHIV遺伝子は欠損し、不完全な残骸になっていました。

このことは、彼女がHIV感染から自然治癒を成し遂げていたことを意味しています。HIV遺伝子を組み込まれていた感染細胞が、彼女が持つスーパー免疫によって全て排除された可能性があるということです。この事例から研究者たちは、エリートコントローラーの体内で、ＨＩＶ遺伝子が不活発な遺伝子区域にだけ見られたのは、活発な遺伝子区域のＨＩＶ感染細胞が特殊な強い免疫によって排除されていたからだと推測しています。

このように、エリートコントローラーの体内のＨＩＶ複製制御機構を明らかにすることが現在のＨＩＶ／ＡＩＤＳ研究の大きな流れのひとつになっています。この自然治癒患者のスーパー免疫のメカニズムが明らかになり、彼女が持つスーパー免疫を治療薬に組み込むことができれば、感染細胞を根絶し、ＡＩＤＳの遺伝子を体内から消し去ることも可能になるかもしれません。世界に蔓延るＡＩＤＳが、たった一人のスーパー免疫によって駆逐される日も近いのかもしれません。

風邪が流行るメカニズム

理由①　鼻の免疫の分身能力の低下説

さて、がん、ＡＩＤＳと大きな病気と免疫の話が続きましたが、次は最も身近な病気、風邪と免疫についてです。

毎年冬場に寒くなると、季節性インフルエンザや風邪が流行しますが、「なぜ流行するのか？」は驚くべきことに今までよくわかっていませんでした。

この原因は細胞外小胞と呼ばれる鼻粘膜の分身にヒントがありそうです。最近の研究で、鼻粘膜の細胞が自ら〝分身の術〟を使ってウイルスと戦う姿が明らかになり、鼻粘膜の冷えはこれらの分身を減らし鼻の免疫力を低下させることにつながることがわかったのです。

ウイルスは高温多湿に弱いため、低温で乾燥しやすい冬はウイルスにとって快適な環境で、活性化するのかもしれません。また、冬場は暖房のため窓を閉め切り、換気が不十分になりやすいため、感染の機会が増えるという考え方もあります。しかし、寒い冬に私たち人間の抵抗力が下がるのかどうかはこれまであまり知られていませんでした。鼻や喉などの粘膜がウイルスに対してどのように戦っているかも詳細には解明されておらず、鼻や喉の奥に入り込んでしまった病原体がどのようにして排除されるか、十分に説明ができなかったのです。

近年、ボランティアから採取された鼻粘膜の細胞に対して3種類のウイルスを感染させ、その反応を見る実験が行われました。鼻粘膜はウイルス感染を検知すると、5分以内にウイルスと戦う仕組みが満載された細胞外小胞を大量に分泌することが示されました。細胞外小胞とは、細胞から放出されるものすごく小さい粒子のことでいわゆる細胞のかけらです。

放出された細胞外小胞には、ウイルスが細胞にとりつくときに利用するのと同じ部位（受容体）があり、ウイルスは普通の細胞と間違えてこの部分にくっつきます。ウイルスは自分で増殖することができず、細胞が持つ遺伝子の情報を乗っ取らないといけないのですが、細胞内小胞には遺伝子情報のようなシステムはありません。そのため、細胞と間違って細胞外小胞にとりついてしまったウイルスは、増殖することができずにそのまま死んでしまいます。

細胞外小胞が分泌される様子は、「蜂の巣を蹴っ飛ばしたとき」のようだと例えられますが、マンガなどによく出てくる忍者が分身の術を使って、自らの分身をばらまくのにも似ています。この分身は自ら武器を持って戦うこともありますが、おとりになって敵に攻撃させ、敵を疲れさせて死滅させるのです。この分泌された細胞外小胞は、鼻や喉の奥にまで流れ込んで、ウイルスや細菌など病原体を取り囲むように攻撃しているところも観察され、殺菌能力は抗生物質に匹敵するほど強力であることが示されました。①

ハーバード大学の研究者たちは鼻粘膜が分泌する細胞外小胞が温度の低い環境でどのように変わるかを調べました。調査にあたってはまず、室温にいた人間の被験者にほぼ冷蔵庫と同じ4・4℃の環境に入ってもらいます。すると、鼻の中

① Mueller SK, et al. Exosome function in aerodigestive mucosa. Nanomedicine. 2018; 14: 269-277.

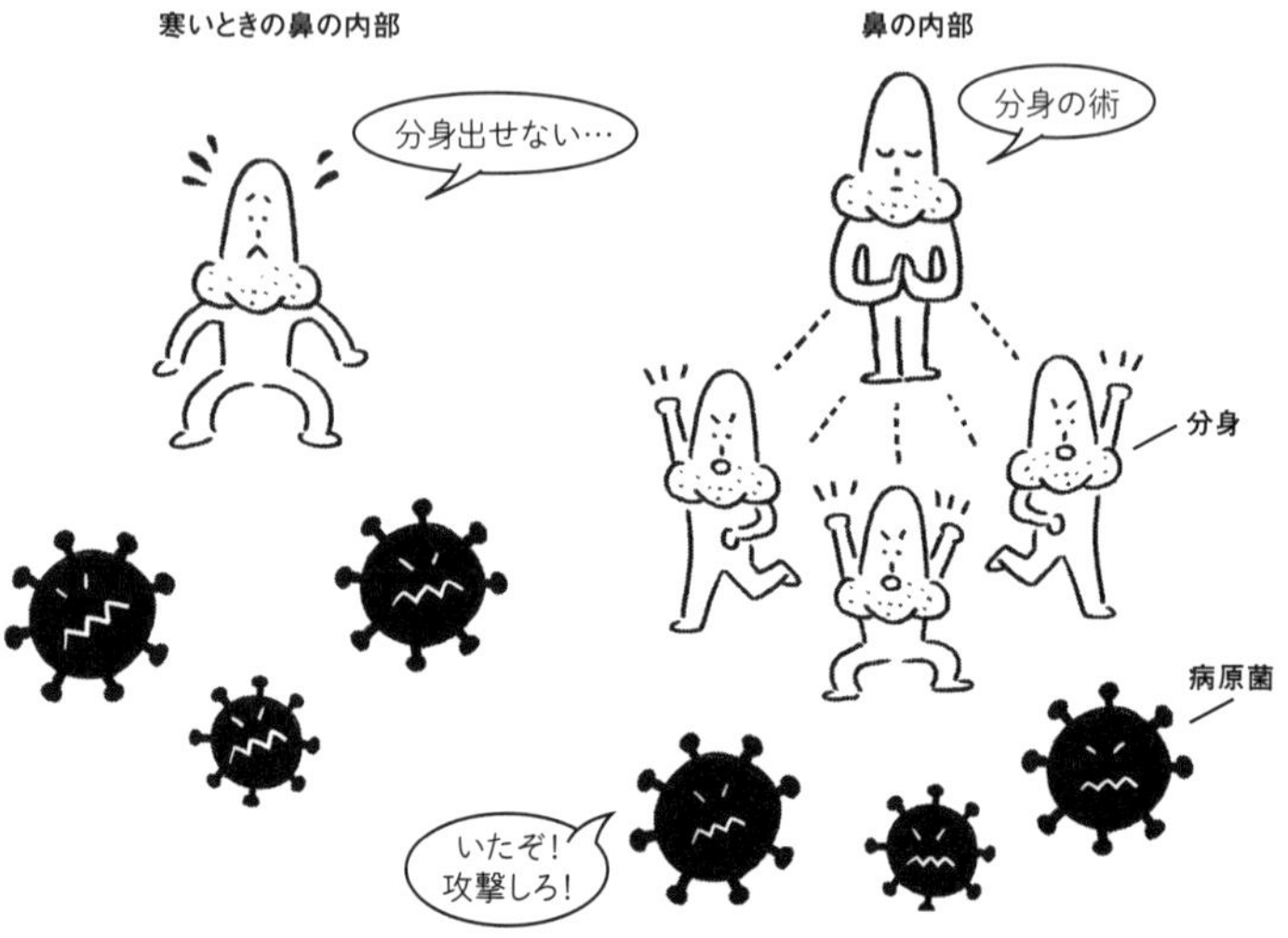

の温度は普段の温度に比べて5℃ほど低下していることがわかりました。

次に、研究者たちは同様に鼻組織のサンプルを5℃ほど冷やしたときに、免疫システムにどのような影響があるかを調べました。

結果、鼻組織を5℃冷やすだけで免疫応答が大幅に低下し、鼻組織から分泌される細胞外小胞の量が42％近く減少。細胞外小胞が含む抗ウイルス作用があるタンパク質やマイクロRNAの一種も大幅に減少していることが判明しました。

つまり、気温が低下し鼻の粘膜細胞が冷えてくると、感染したときに分泌される細胞外小胞の「質と量の両方」が共に大幅に低下することがわかったのです。[②] これによって、冬寒くなると、人間の免疫力が低下し風邪やインフルエンザなどの感染症にかかりやすくなる、という現象を説明することができるようになりました。

風邪やインフルエンザが絶滅しないのは、北半球と南半球で交互に冬になり流行を繰り返すためかもしれません。これはウイルスの知恵であるのかもしれません。今後は、鼻粘膜からの細胞外小胞の分泌を促す鼻スプレーなどを開発することで、冬に起こる感染症の流行を抑えられる可能性があります。鼻の免疫力を維持するためには、鼻を温かく保つことが大切なのです。

理由②　体内時計説

風邪の流行の原因としては、さらにもうひとつ別の説があります。

女性の生理周期が月単位であるように、全ての生物は、潮の満ち引きに見られ

② Huang D, et al. Cold exposure impairs extracellular vesicle swarm-mediated nasal antiviral immunity. J Allergy Clin Immunol. 2023;151(2):509-525.e8.

るような宇宙規模の影響を受けます。最近、時間生物学という生物が持つ体内時計を研究する学問が注目されており、太陽や月の動きによる、1日や1年といった時間のサイクル、また潮汐などに対応する生体の変化について盛んに研究が行われています。最近の研究で、時間帯や季節に応じて白血球数の変動があり、免疫機能に強弱が生まれている可能性があることがわかりました。つまりこれが冬に感染症が蔓延しやすい原因であるかもしれないということです。

研究では、英国の膨大な患者情報を登録したUKバイオバンクから集められた32万9261人分の血液サンプルのデータが利用されました。UKバイオバンクは、10年以上にわたって英国人50万人の健康状態を追跡している研究で、この大規模なデータから、研究チームは血液中の白血球数と炎症マーカーに、明らかな変動があることを発見しました。そしてそれは、免疫機能が時間帯や季節によって、強まったり弱まったりしている可能性を示していたのです。当然、夏と冬は気温や湿度も違いますし、食事などのライフスタイルも変化します。また、日照時間も違うので日光に影響を受けるビタミンDなどにも差があるはずです。

ところが、この研究では、免疫システムの変動はそれらライフスタイルやホルモンには関連していないことがわかりました。① 同じような季節性のリズムは、多発性硬化症という神経が変性していく疾患にも見られており、南半球でも北半球でも同じように、春から夏にかけて悪くなる頻度が増えることが報告されています。②

サーカディアンリズムという言葉を聞いたことがあるでしょうか。これは24時間周期のリズムを刻む体内システムのことです。これらのリズムは、特定の遺伝子によって規定されており、これらの遺伝子に変異が起きると、体内における1日の周期が短くなったり長くなったりし、睡眠障害や体調不良につながっていきます。

同様に免疫にも24時間周期の変動があり、生物の活動時間と連動して機能している可能性を発見しています。動物実験では、マウスが活動する朝の時間帯には、病原体と戦うための白血球がリンパ節により多く集まっている様子が観察されて

① Wyse C, et al. Seasonal and daytime variation in multiple immune parameters in humans: Evidence from 329,261 participants of the UK Biobank cohort. iScience. 2021; 24(4): 102255.

② Harding K, et al. Seasonal variation in multiple sclerosis relapse. J Neurol 2017; 264: 1059-1067

いるそうですし③、季節性インフルエンザワクチンは、午後に接種するより、朝に接種した場合の方が効果的な免疫反応を示すことが報告されています。これは副腎皮質ホルモンの変動が関係している可能性があるといわれていますが、明確な理由はわかっていません。④

また、マウスは1日のうち休息期間中（夜寝ている時間）に受けた傷より、活動期間中（昼の起きている時間）に受けた傷の方が治りが早いそうです。⑤人間の火傷も、昼間にできた火傷の回復は夜間の火傷よりも60％早いといわれており、全ての細胞はその中に体内時計がプログラムされていて、調節が行われていることを示唆しています。

生物は、進化の過程で、最も活発に活動し病原体に接触する可能性の高い時間に、免疫を強める機能を獲得したのかもしれません。そうであれば、生物の活動が制限される夜間や冬季は、免疫系が弱まる可能性が高くなります。時間を制限して活発に活動することは、病原体と戦う中で免疫系が獲得した進化だと考えられるのです。

③ Tognini, P,et al. Circadian coordination of antimicrobial responses. Cell Host Microbe. 2017; 22;185-192.

④ Long JE, et al. Morning vaccination enhances antibody response over afternoon vaccination: A cluster-randomised trial. Vaccine. 2016; 34(24):2679-85.

⑤ Hoyle NP, et al. Circadian actin dynamics drive rhythmic fibroblast mobilization during wound healing. Sci Transl Med. 2017; 9(415): eaal2774.

話を冒頭の風邪の話に戻すと、人間の身体は本来冬場は免疫力を低下させ活動をしない状態になっているのにもかかわらず、現在は冬でも活動的に動いてしまうため病原体に暴露される機会が夏と変わらないから冬に病気が流行する、という可能性があるようです。免疫も、夜間はコンビニのように、人件費――コストを削って手薄になっていると考えられます。もしこうした予測が事実ならば、免疫系の弱まる時間帯や季節の活動を制限し、免疫系の強まるタイミングでワクチンなどを利用すれば、危険な病原体と効率的に戦うことができるかもしれません。

免疫のシステムとアレルギー

免疫にも学校がある

さて、これまで重い病気から軽い病気まで、様々な病気と戦う免疫のお話を紹介してきましたが、免疫のシステムについてもう少し詳しく学んでみましょう。

私たちの免疫のシステムは極めて優れており、病原体となる細菌やウイルスから身体を防衛し、悪性腫瘍に発展する可能性がある異常細胞を検知して除去します。この素晴らしい機能が働くためには、実働する兵隊である免疫細胞たちが、味方と敵を区別する必要があります。敵・味方の識別ができない場合、免疫細胞の持つ高い攻撃力は自分の身体に向かってしまいます。そのため私たちの身体には、免疫細胞（特に司令塔となるT細胞）たちが敵味方の違いを学ぶための「学校」が必要になるのです。

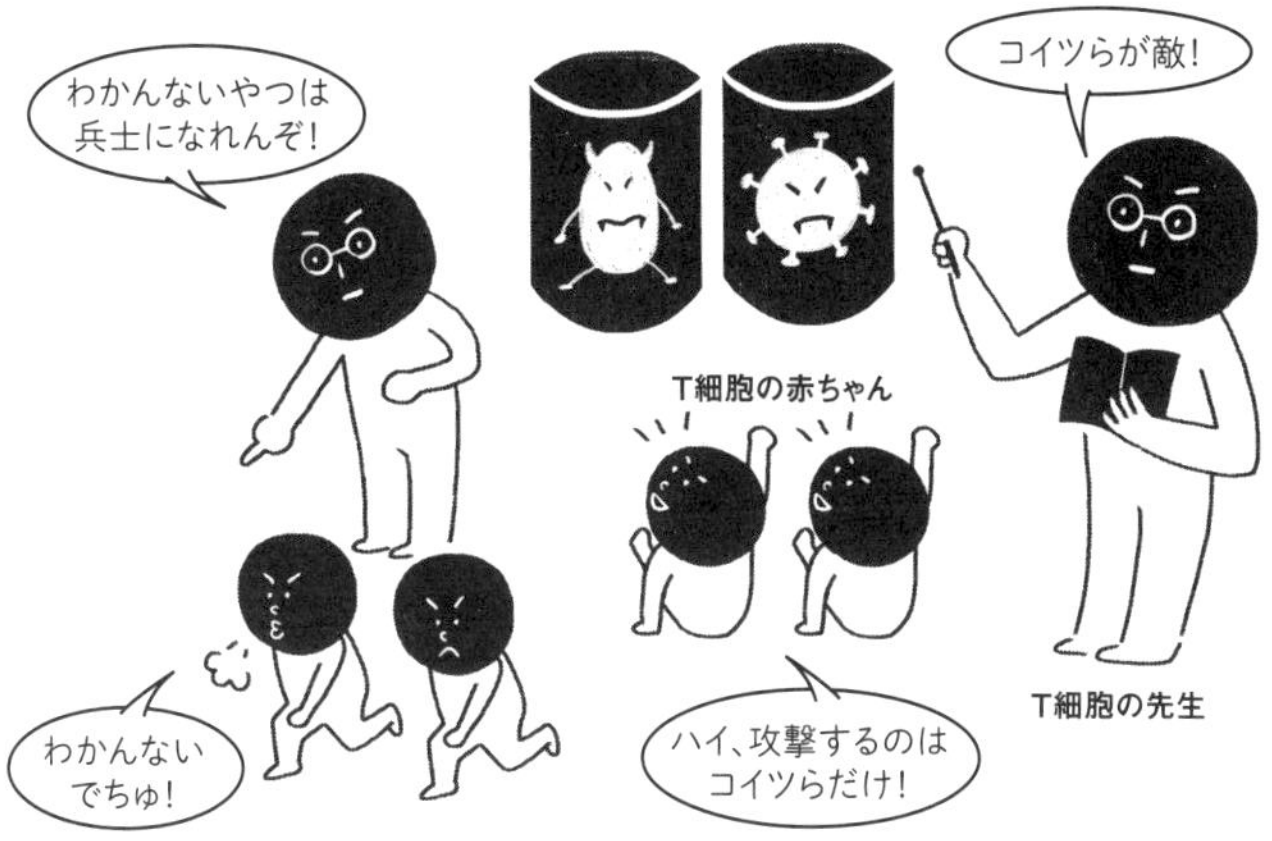
コイツらが敵!
わかんないやつは
兵士になれんぞ!
T細胞の赤ちゃん
T細胞の先生
ハイ、攻撃するのは
コイツらだけ!
わかんない
でちゅ!

これまで、胸骨の後ろにある「胸腺」と呼ばれる小さな臓器が、T細胞たちの「学校」となっていることが知られていました。生まれたばかりのT細胞はまず胸腺に送られ、そこで自分の身体を攻撃しないように教え込まれるのですが、一体どのようにT細胞に教育が行われているのか、詳しい仕組みは古くからの謎でした。

最近の研究で、胸腺の学校では、「これには反応してはいけない」ということを具体的に教えるために、敵の特徴を持ったダミーを使っていることがわかりました。① これは、身体の

① Michelson DA, et al. Thymic epithelial cells co-opt lineage-defining transcription factors to eliminate autoreactive T cells. Cell. 2022;185(14):2542-2558.e18.

様々な細胞を真似た、多種多様の模倣細胞であり、胸腺には皮膚・筋肉・肺・肝臓・腸など様々な身体の部位を真似た細胞が展示され動物園のようになった場所があります。そこでT細胞たちは模倣細胞と接することで、攻撃してはならない自分の細胞の特徴を学んでいたのです。

実は、1800年代の古い文献で、胸腺を顕微鏡で観察すると、胸腺の内部に筋肉・腸・皮膚の細胞に似た雑多な細胞が存在することがわかっていました。しかし、当時、胸腺は古生物では機能していたがその後、退化して跡だけが残っているだけの何の意味もない、摘出しても大丈夫な痕跡器官とみなされており、後年に至るまで詳しい調査が行われることはありませんでした。今回の研究は、この1800年代に行われた古い発見に意味を与え、さらに分子レベルでのメカニズムの解明にも挑んでいます。

これまで、未熟なT細胞が分化するとき、胸腺の中で自分自身を攻撃するT細胞が除去されることがわかっていました。さらに最近、教育に失敗して自分の体を攻撃してしまいかねない「落ちこぼれ」T細胞の運命は、自己破壊命令を受けて自殺する場合と、免疫システムの攻撃を抑制するタイプのT細胞（Ｔｒｅｇ）に転用される場合があることが判明しました。免疫システムの根幹となる戦うT細胞となるには、敵味方の識別能力が必須であるため、落ちこぼれには厳しい「自殺命令」や「配置転換」の措置が取られるのです。

しかし、自己とはいっても、私たちの身体には極めて多様な臓器や器官があり、それぞれに対応する自己抗原をどうして胸腺で用意できるのかについては、古くからの謎でした。

これまでは、Autoimmune regulator（Ａｉｒｅ）と呼ばれる補助的な役割を持つ分子が、ランダムに様々な末梢組織の分子の特徴をつかんで、変身を繰り返し、胸腺の中で自己抗原をまるで映写機で映すように提示すると考えられてきました。しかし今回の研究で、未熟なT細胞たちが身体の様々な部分を真似た模倣細胞をリアルな教材として覚え込むことで、敵味方を区別する能力を獲得していたことが明らかになりました。これは免疫システムの根本に関わる極めて重大な発見といえます。

しかも、筋肉や皮膚、肺や肝臓を模倣している細胞では、それぞれの組織に固有の遺伝子群が働いていることが判明しました。つまり、模倣細胞による「まねっこ」は単に外観を似せているだけでなく、遺伝子の働き方のレベルにまで及んでいたのです。

また模倣時に働いている遺伝子群がどのような仕組みでオンオフされているかを調べたところ、各組織固有の転写因子が結合することが、模倣を開始するスイッチになっていることがわかり、転写因子の種類が変わるごとに、皮膚・肺・肝臓・腸など異なる組織の細胞への模倣が開始されることが判明しました。わかりやすくいうとこれら模倣細胞は、筋肉や腸などを模倣してもその臓器に成り代わることはなく、あくまで周囲にある胸腺細胞との一体性を失わずに変身し、ものまねをしているだけだったということです。

今後、T細胞の教育にある分子メカニズムがもっと詳しくわかれば、免疫細胞が正常な細胞や組織にも攻撃をしてしまう膠原病などの自己免疫疾患の治療にもつながっていく可能性があります。研究成果を実際の治療に応用するまではまだ長い道のりですが、免疫の根底にある疑問が解決すれば、自己免疫疾患に対する根本的な治療法が見つかるかもしれません。

全アレルギーを抑える最強タンパク質

さて免疫というものは普通、感染の原因となる微生物など、もともと自分の身体にいなかったものに反応し、これらを排除しようと抗体を作り攻撃します。一方、自分の体内にすでにあったものに対して作られた抗体は、自分自身を傷つけることはありません。

しかし、免疫が誤作動を起こすと、花粉のような本来無害な物質に過剰反応してしまう「アレルギー」や、膠原病のように抗体が自分自身に反応し、攻撃する「自己免疫疾患」がでてきてしまいます。このような誤作動を完全に制御することは難しく、これまでは免疫力全体を落とすしかなかったのですが、最近の研究で、免疫の理解が一歩進み、ニューリチンという物質がこれらの好ましくない免疫反応を上手に抑えることがわかりました。

そもそも、このような免疫の誤作動、つまり免疫が過剰になりすぎないように抑えるブレーキが、もともと私たち人間には備わっています。それによって、自分自身を攻撃してしまう細胞を排除したり、自分自身に反応する細胞を抹消のリンパ組織で無力化したりすることができます。これに加え、積極的に免疫をコントロールする役目を持つ免疫細胞が日本人の研究者によって発見されました。これは制御性T細胞と呼ばれ、免疫学に大きな進歩をもたらしました。①

この制御性T細胞はもともと、自分自身を攻撃するようになった抗体や、アレルギーの原因になるヒスタミンを放出する抗体をコントロールしてくれることがわかっていました。今回、明らかになったのは、これまで詳しく知られていなかったその抑制メカニズムです。

① Sakaguchi S, et al. Organ-specific autoimmune diseases induced in mice by elimination of T cell subset. I. Evidence for the active participation of T cells in natural self-tolerance; deficit of a T cell subset as a possible cause of autoimmune disease. J Exp Med. 1985;161(1):72-87.

その役目を担うのは、制御性T細胞の中でも特殊な「濾《ろ》胞《ほう》制《せい》御《ぎょ》性《せい》T細胞」というタイプの細胞で、この細胞が作り出すのがニューリチンと呼ばれるタンパク質です。ニューリチンは身体にとって有害な抗体を作っている免疫細胞の増殖だけを抑え込む能力が確認されました。もともとニューリチンは、神経細胞から分泌され神経細胞を守る役目を持つことが知られていましたが、その新しい働きが発見されたのです。

研究者たちは、遺伝子を改変してニューリチンを作れないマウスを作り、これに卵から抽出したアルブミンを注射したところ、アナフィラキシー反応で死ぬ確率が高まることが判明しました。[②] また、ニューリチンを作れないマウスは、生後初期の段階で、自己免疫疾患の原因となる可能性がある免疫細胞が増加することも確認されました。

さらに、実際に自己免疫疾患に陥ったマウスにニューリチンを注射することで、免疫の誤作動を治療でき、マウスの健康が維持できることも示しました。この結果は、濾胞制御性T細胞とニューリチンが、有害な免疫細胞を取り締まる「警察」

② Gonzalez-Figueroa P, et al. Follicular regulatory T cells produce neuritin to regulate B cells. Cell. 2021; 184(7): 1775-1789.e19.

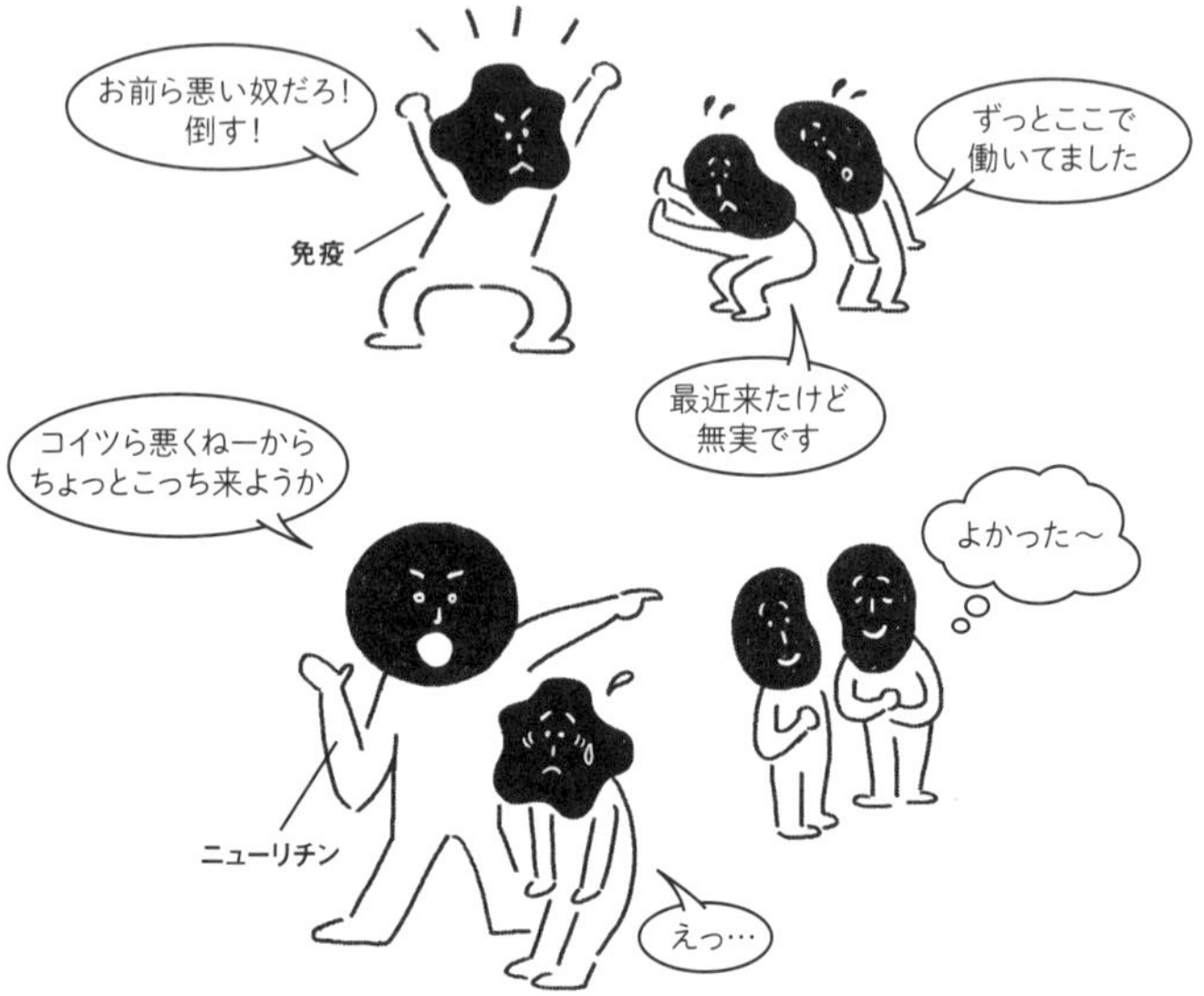
お前ら悪い奴だろ！
倒す！
免疫
ずっとここで
働いてました
最近来たけど
無実です
コイツら悪くねーから
ちょっとこっち来ようか
よかった〜
ニューリチン
えっ…

のような役割をしていることを示唆します。免疫の暴走を解決するには正常な免疫能力を奪わないまま、問題を起こしている免疫だけを狙い撃ちする必要がありますが、そのような都合のいい方法は簡単には見つかりません。これまでは、ステロイドや免疫抑制薬といった免疫力そのものを弱体化させる治療が行われてきましたが、ニューリチンの役割がわかったことでアレルギーや自己免疫疾患をニューリチンの注射薬で治療できるようになる日が来るかもしれません。

急な便通は免疫の誤作動が原因かも？

さて、これを読んでいる方の中で、急な便通に悩まされている方はいませんでしょうか。実は、日本人の10％は、食事をした後、腹痛や下痢など急にお腹の調子が悪くなる「過敏性腸症候群」と呼ばれる病気なのです。過敏性腸症候群は、精神的なストレスや睡眠不足、栄養の偏り、自律神経バランスの乱れなどによって腸の働きに異常が生じ、便秘や下痢など排便の異常を引き起こす病気であると信じられてきました。しかし、睡眠不足もストレスもなく、栄養学的に完璧な食事を取っていても過敏性腸症候群は発症するのです。

では、何が原因なのでしょうか？　最近、このやっかいな病気の原因が明らかになりました。原因がわかると治療法にもつながるため、患者さんにとって大変な朗報となるのです。

典型的な過敏性腸症候群の患者さんは、食事を取ってすぐに、急にお腹がゴロゴロし始め、トイレに駆け込みたい衝動にかられます。こうした排便の異常の現れ方は人によって異なり、絶えず下痢が続くケースもあれば、便秘と下痢を数日ごとに繰り返すケースもあります。過敏性腸症候群は、ウイルスや細菌感染によって嘔吐や下痢を伴う感染性胃腸炎になった後に発症しやすいこともわかっています。このことから、微細な炎症によって腸の粘膜が弱くなり、腸内細菌に変化が生じることで腸の働きに異常が生じるのではないか、といわれていますが、それでも感染性胃腸炎の後全員が過敏性腸症候群になるわけではありません。

そこで研究者たちは、過敏性腸症候群の患者の糞便を分析してみました。すると、サルモネラ菌をはじめとした病原体が多数、確認されることが多いのですが、中にはこれらが全く見られない患者もいました。これは、安全な食べ物でも、危険なものとして認識するような「免疫の誤作動」が起きているのではないか、と考えたのです。①

その仮説を証明するために、マウスに感染性胃腸炎を起こさせる腸粘膜肥厚症菌という細菌を感染させ、同時に卵に含まれるタンパク質（オボアルブミン）を

① Aguilera-Lizarraga J, et al. Local immune response to food antigens drives meal-induced abdominal pain. Nature. 2021; 590(7844): 151-156.

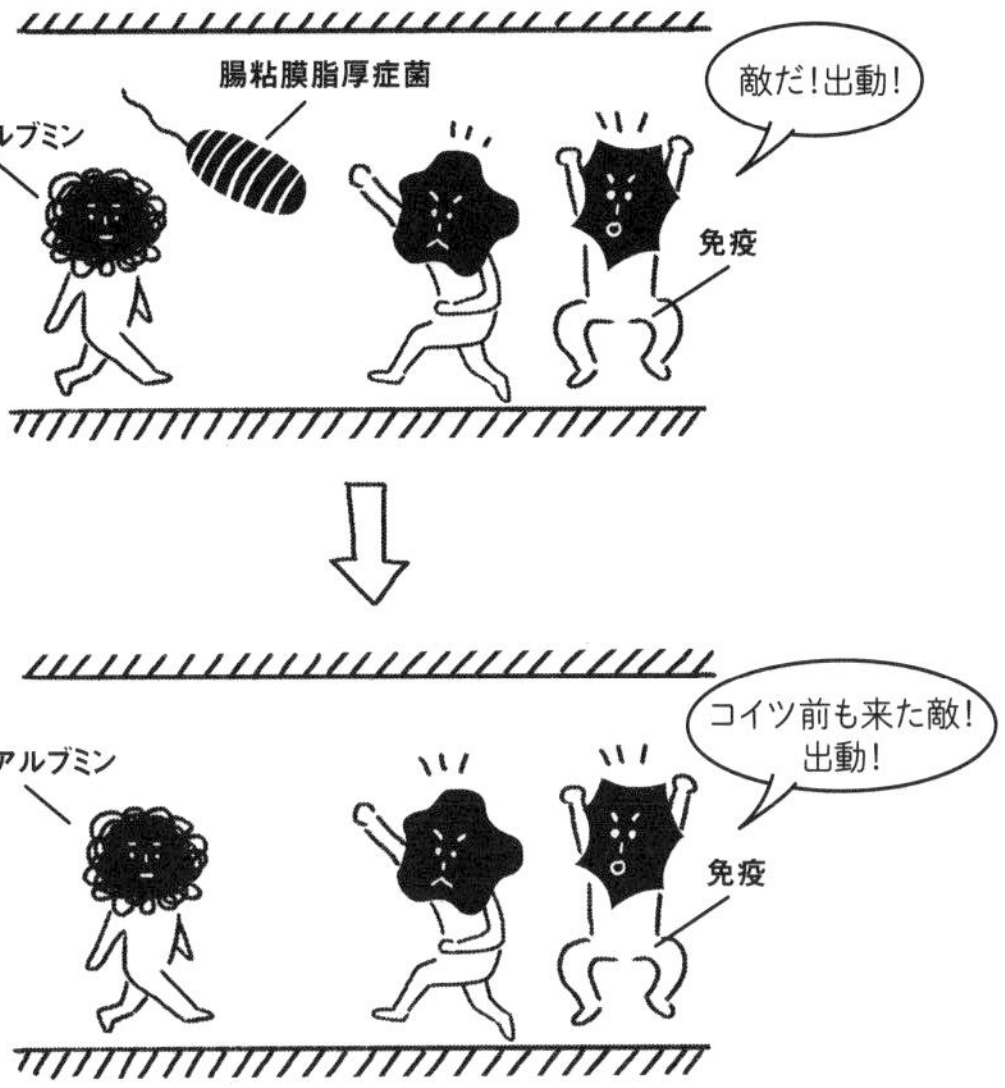

食べさせました。オボアルブミンはマウスにとっては非常にありふれたタンパク質であり、通常ならば何の健康被害ももたらしません。

2週間ほど経過し、マウスは胃腸炎から回復。そしてマウスの糞便から細菌が消えた状態で、卵のタンパク質（オボアルブミン）だけを与えてみると、マウスの腸管には肥満細胞が増え、ヒスタミンを分泌し始めたのです。ヒスタミンは腸の神経に働きかけ、神経を過敏に反応させるので、通常量の便や消化に関わる腸自体の運動をも「痛み」として感じてしまいます。この結果は、感染性胃腸炎になったマウスの免疫が、感染時に一緒に食べた無害な卵のタンパク質（オボアルブミン）も、敵として認定してしまっていることを意味します。また、遺伝的に脂肪細胞を持たない（つまりヒスタミンも分泌されない）マウスで同様の実験を行った結果、マウスは痛みの反応を示しませんでした。

同じ結果は、人間を対象にした実験でも得られました。過敏性腸症候群に苦しむ患者から、よく腹痛を起こす食べ物（大豆や牛乳など患者によって違う）の成分を抽出し、腸壁に注射した結果、注射された場所だけにヒスタミンを原因とした「超小規模」な過敏性腸症候群が起こったことが確認されたのです。胃腸などの消化管粘膜は、外界と直接つながっているので、病原菌や食物アレルゲンにさらされる機会が多く、それにいちいち反応していたらずっと腹痛や下痢に悩まされなければいけません。腸の免疫に経口免疫寛容というシステムがあって、アレルゲンを少しずつ摂取し続けていれば、免疫系が慣れてきて、いちいち反応しなくなります。漆器にうるしを塗る職人は、うるしにかぶれないように少しずつうるしを舐めることがあるそうですし、食物アレルギーの治療として行われる、アレルギーの原因となる食べ物を少しずつ摂取し身体を慣らしていく「減感作療法」はまさにこの経口免疫寛容のシステムを利用しているのです。

このように腸の免疫は大変複雑なのですが、今回の研究により、長年謎だった過敏性腸症候群は、腸の免疫が「間違って敵を認識している」ため、起こっている可能性があることがわかりました。

またこの結果から、ヒスタミンの分泌を防ぐ効果がある抗ヒスタミン薬が過敏性腸症候群に効くことも示されました。

Column②

血液の話②
怪我での死亡率と病気のなりやすさも血液型でわかる？

A 型は几帳面、B 型はマイペース、O 型がおおらかで、AB 型は変わり者…血液型といえば、日本では性格診断によく使われています。こうした診断は不思議と自分や周りの人に当てはめてみると当たっているように思うことが多いのですが、実際には科学的根拠はなく、日本でしか話題にならないことです。

もともと、血液型はカール・ラントシュタイナーという病理学者によって、1900 年に発見されました。彼は、人の血清に他の人の赤血球を混合すると、固まる場合と固まらない場合があることを見つけ、これが今日の ABO 血液型になります。A 型の赤血球には A 抗原、B 型には B 抗原、AB 型には A と B の両抗原がありますが、O 型にはどちらの抗原もありません。この発見は、血液型不適合による輸血事故を減少させ、輸血を発展させるきっかけとなりました。

血液型は当初、血液だけでの判定方法として出発しましたが、その後、血液以外（他の体液や細胞、毛髪のように生きていない組織も）にも同じ特徴が分布することがわかってきました。つまり、すでに血液型は「血液」だけではなく、個人を血清学的に識別する方法のひとつでもあり、そのため同じ血液型の人がどんな病気になりやすいかなどの特徴があるのは、ある意味当然のことかもしれません。実際に、ここ数十年の研究の数々から、血液型によって病気のリスクが異なることが明らかになっています。[①]

例えば、2010 年にスウェーデンの大学が発表した研究結果によると、A 型の人の胃がんのリスクは、最もリスクの低かった O 型の人と比べて 1.2 倍でした。[②] 2009 年にアメリカ国立がん研究所が発表した論文では、B 型の人は最もリスクの低かった O 型の人に比べて、膵臓がんのリスクが 1.72 倍高いと報告されました。[③] さらに B 型の人は、O 型に比べ 2 型糖尿病になる頻度が 1.21 倍であると報告されています。[④] 脳卒中のリスクは、AB 型の人が最も高いと報告されています。2014 年に発表されたアメリカの研究では、AB 型の人は最もリスクの低かった O 型の人と比べて、脳卒中のリスクが 1.83 倍高いそうです。[⑤]

① Anstee DJ.The relationship between blood groups and disease. Blood. 2010;115：4635-4643.

② Edgren G, et al. Risk of gastric cancer and peptic ulcers in relation to ABO blood type: a cohort study. Am J Epidemiol 2010;172:1280-1285.

③ Wolpin BM, et al. ABO blood group and the risk of pancreatic cancer. J Natl Cancer Inst. 2009;101:424-431.

④ Fagherazzi G, et al. ABO and Rhesus blood groups and risk of type 2 diabetes: evidence from the large E3N cohort study. Diabetologia. 2015; 58:519-522.

さらに、AB型の人は、認知症になる可能性がO型の人に比べ約1.82倍といわれています。⑥このように、O型の人は、概してA型、B型、AB型と比較して、様々な病気になるリスクが低いことは事実のようですが、その明らかな理由はわかっていません。

また、O型の人は蚊に刺されやすい、という話を聞いたことがあるかもしれません。これは実は実験で証明されています。メスのハマダラカを20匹入れた箱に、いろんな血液型の被験者の腕を入れて10分間に何カ所刺されたかを数えます。実際に蚊の体内から吸った血液を取り出し、その血液型も確認したところ、O型の人は5.045カ所刺されるのに対し、非O型の人は3.503カ所しか刺されませんでした。ハマダラカは、O型を好んで刺す傾向があるようです。⑦

一方で、O型の人は、大量出血するような大怪我をした場合、死亡率が他の血液型の倍以上です。重症外傷の患者さん901人の分析から、O型の患者さんの死亡率が28%、そのほかの血液型は11%であることがわかりました。⑧この理由はO型の人は健常者であっても、血を止めるための大切な因子の一部が他の血液型に比べて25～30%しかないことがわかっており、止血能力や血液を凝固させる能力がO型の人は弱いためです。つまり、O型の人は血液が固まりにくい（血液がさらさら）ため、血栓（血液が固まること）が原因で発生する病気が、他の血液型の人よりも少ないといわれているのです。O型以外の人は、O型の人と比べ、心筋梗塞のリスクが1.25倍、エコノミークラス症候群（静脈血栓塞栓症）のリスクが1.79倍との報告があります。

血液型による性格診断も、社会の中での自分の生き方を考えるのに役立つかもしれませんが、科学的にも自らの血液型の特徴を知り、食事や運動など日常生活を考え直すことで、リスクを減らすことができるかもしれません。例えば、O型であれば、大怪我をしたときに自分の血がほかの血液型よりは止まりにくい可能性を考慮しておけば、より気をつけることにつながります。

---

⑤ Zakai NA, et al. ABO blood type and stroke risk: the REasons for Geographic And Racial Differences in Stroke Study. J Thromb Haemost. 2014;12:564-570.

⑥ Alexander KS, et al. ABO blood type, factor VIII, and incident cognitive impairment in the REGARDS cohort. Neurology. 2014;83(14):1271-1276.

⑦ Wood CS, et al. Selective feeding of Anopheles gambiae according to ABO blood group status. Nature. 1972; 239：165.

⑧ Takayama W, et al. The impact of blood type O on mortality of severe trauma patients: a retrospective observational study. Crit Care. 2018;22(1):100.

3章

知らなかった
目、鼻、口、手の働き

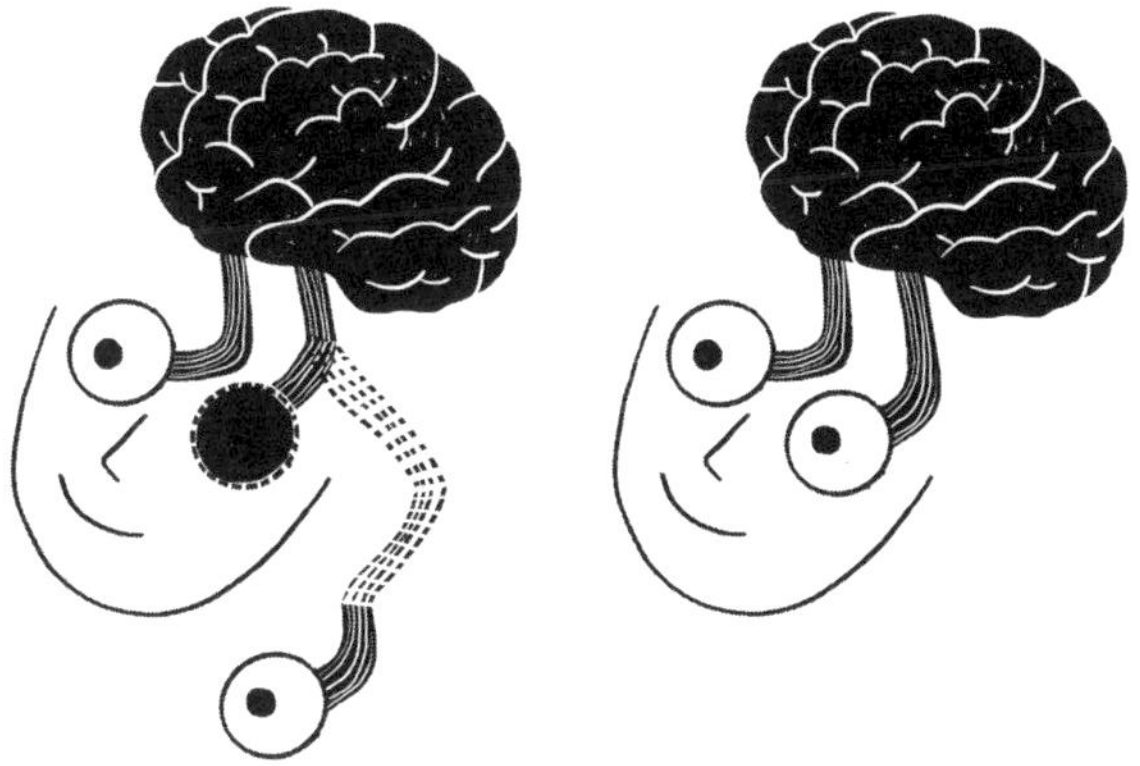

目の新たなる可能性

眼球移植はできるのか？

さて、3章では内臓や免疫といった身体の内部の話から離れて外部と接する部位について解説していきましょう。まずは、その中でも非常に重要な目についての話です。もちろん他の部位も重要に違いないのですが、目（視力）を失った場合の損失は比較にならないでしょう。失うまでいかずとも目が悪くなってくると本当に困ります。私はずっと目が良かったのですが、最近急に朝見えなくなってきました。機械製品の部品が悪くなると新しいものと交換できるように、視力も移植で回復できればいいのにと思います。さて、そんなことは可能なのでしょうか？

現在、目の移植といえば、角膜移植のことを指します。角膜は、眼球の最も外側、黒目の部分を覆う膜で、この膜が傷つくと視界がぼやけてはっきり見えなくなります。通常そこについた傷は点眼薬で治療しますが、ひどく傷んでいる場合は角膜移植が行われます。人間で初めて角膜移植に成功したのは1905年であり、火傷を負った40歳代の農場労働者に対して、正常な角膜を持つ盲目の11歳の子供の角膜を移植しました。現在では、ドナーを必要としない「人工角膜移植」についての研究も進んでいます。

しかし、角膜のみの移植では、視神経の衰えや網膜の細胞減少による視力低下を回復させることはできません。アメリカでは、推定120万人が緑内障による視神経の損傷のために失明し、また戦闘で目に傷を負った多くの兵士たちも視力を失っています。こうした状況に対して、網膜神経節細胞のような特殊な細胞を移植する方法やiPS細胞を植える方法が考えられています[①]が、アメリカのカリフォルニア大学やピッツバーグ大学では、眼球そのものを移植する研究に莫大な予算がつぎ込まれています。

私たちの眼球と脳は視神経でつながっていますが、この視神経は約100万本の神経線維で構成されていますので、これらの神経を移植した眼球に全てつ

① Goldberg JL, Klassen MP, Hua Y, Barres BA. Amacrine-signaled loss of intrinsic axon growth ability by retinal ganglion cells. Science. 2002; 296(5574): 1860-1864.

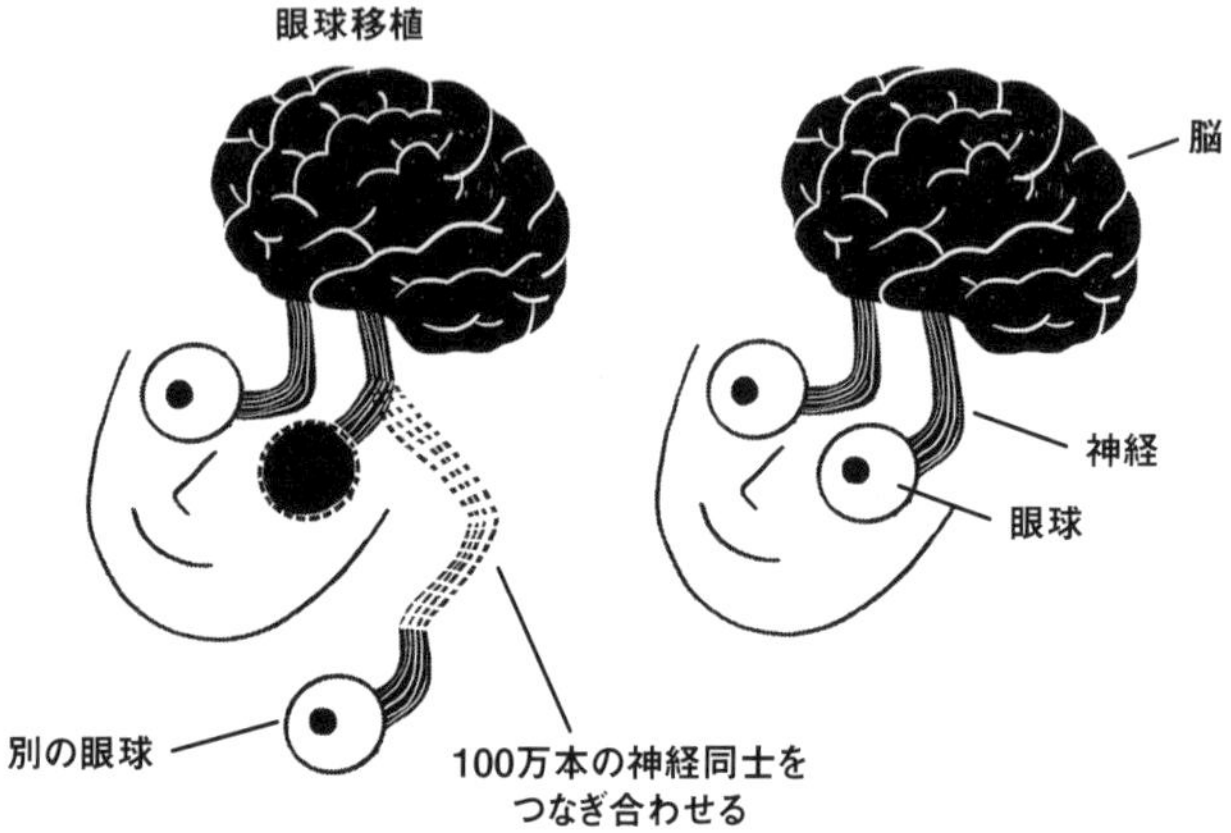

なぎ直すことはほぼ不可能です。これまでは、一度切れた神経は非常に再生しにくいことが知られていましたが、最近は再生医学の研究が進み、神経再生の力を利用していけば理論的には可能といわれており、動物実験ではなんとか光を感じる程度には再生できることが示されています。② 2010年に発表された研究成果では、神経細胞の成長や維持に関与する視神経のタンパク質が特定され、視神経の再生に期待が持たれています。③ 研究者たちは、眼球移植が成功すれば、目の構造的または機能的な問題のために失明している

② Venugopalan P, Wang Y, Nguyen T, Huang A, Muller KJ, Goldberg JL. Transplanted neurons integrate into adult retinas and respond to light. Nat Commun. 2016; 7: 10472.

③ Benowitz L, Yin Y. Optic Nerve Regeneration. Arch Ophthalmol. 2010; 128(8): 1059-1064.

幅広い患者の視力を回復させる可能性があることを示唆しています。

ところで、片目を怪我すると、反対の目にも数週間から数カ月後に炎症が起きることが知られています。これは交感性眼炎といって、眼球内にあるブドウ膜という組織に傷がつくと、その一部が血液に流れ、体内にある免疫細胞がそれを異物と認識して抗体を作り、攻撃してしまうためです。頻度は高くありませんが、同じような現象は身体に2つある臓器で見られ、睾丸にも起こります。片方の睾丸を怪我すると両方ともダメになってと子供が作れなくなる、という都市伝説はまんざらウソではありません。2つあるから、といって大切にしないと両方失うことになるのです。

「事故の瞬間にスローモーションで見える」仕組み

目の機能について、事故のような衝撃的なシーンを目撃したとき、なんとなく周囲の動きがゆっくりと、まるでスローモーションのように感じられるという話はよく聞きます。最近、この現象を証明する研究成果が発表されました。

交通事故にあった患者さんに聞くと、実際にはすごいスピードであっても、ゆっくり相手の車と衝突したような記憶がある方もおられます。そのような「ドキッ」とした瞬間に周りの動きがスローモーションに見えるという報告例は多々ありますが、実際にゆっくりと時が過ぎているはずはなく、受け取り手の強い感情反応による時間知覚の変化であると考えられます。今回の研究では、感情が視覚の情報処理能力を変えることが改めて確認され、私たちが感じていたスローモーションは強い感情変化によって起きていたのです。①

心理学的には、主に私たちのドキッとする感情にはいろんな次元があり、「覚醒度」と「感情価」に大きく分けられます。覚醒度は、興奮の度合いのことで、情動の強さの指標です。一方、感情価というのは、好き・嫌いの度合いのことで、ポジティブやネガティブといった情動の方向性を表します。今回、研究者が調べたのは、感情の中での覚醒度です。

今回の実験で、研究者たちが感情反応を起こすのに使ったのは、男女それぞれ2名の「怒り」「恐怖」「喜び」「無表情」の4種類の顔写真です。顔写真は、写

① Kobayashi M, et al. Emotional response evoked by viewing facial expression pictures leads to higher temporal resolution. Iperception. 2023; 14(1): 20416695231152144.

真ごとに大きな色彩や輝度の違いはないので、余計な刺激を排除した被験者の感情の変化だけを見ることができます。例えば、人は他人の怒りの表情を「危険」と判断するので、大きな覚醒度となり、「無表情」は覚醒度が小さくなることが予想されます。このように、提示する表情の種類によって意図した感情を被験者から喚起することが可能になります。

研究者たちは、被験者にフルカラーの顔写真を1秒間表示した後、一瞬だけ（10〜50ミリ秒の範囲）、画像の色彩度を低下させました。そして、被験者が一瞬だけ変化した色彩の低下をどれだけ早く認識できるかで、視覚の時間精度を測定しました。

その結果、「無表情」のときよりも、「怒り」「恐怖」「喜び」の表情の画像の方が、短時間で彩度低下に気づくことができました。これは被験者が何らかの理由で「ドキッとした瞬間」に、視覚がスローモーションになったことを示しています。

以上の結果から、写真の色彩や輝度が原因ではなく、引き起こされる感情反応が大きいほど、視界がスローモーションに見えるということが実証されました。またスローモーションは、ネガティブな強い感情（怒りや恐怖）だけではなく、喜びなどポジティブな感情でも引き起こされることがわかりました。この事実は、交通事故や高所からの落下のような危険な出来事だけでなく、一目惚れや勝利の瞬間に周りがスローモーションに感じるケースも裏付けています。

そのほかにも、アスリートが驚異的な集中力を感覚が研ぎ澄まし、高いパフォーマンスを発揮する、いわゆる「ゾーン」にも同じ説明ができるかもしれません。大変古い話で申し訳ないのですが、打撃の神様といわれた読売巨人軍の川上哲治選手は「ボールが止まって見えた」と言ったそうです。これはまさに、高い覚醒度をもって、周囲がスローモーションに見えていたことの証かもしれません。

赤い光を見ると視力が回復!?

近くのものを見るときにピントが合わなくなる、いわゆる「老眼」は、眼鏡である程度矯正できます。しかし、色のコントラスト、色彩・輪郭の感度が全体的に低下する、ぼやっとした見え方になっていく、淡くぼやけていくなど、加齢に伴う視力低下は避けられません。この老化現象は、網膜の視細胞にあるミトコンドリアの機能が衰えることが原因のひとつといわれており、40歳を超えたあたりから急激に進んでいきます。

しかし最近、ユニヴァーシティ・カレッジ・ロンドン（UCL）の研究チームは、1日朝3分、LEDの赤い光を見るだけで、年齢による網膜感度の低下を大きく改善できることを報告しました。①

ミトコンドリアは太古の昔、光合成をしない生物が生きていくために細胞内部に取り込んだ共生生物の成れの果てといわれています。私たちが生きていくために使うエネルギーはアデノシン三リン酸（ATP）というものですが、ミトコンドリアは呼吸で酸素を取り込んでATPを作り出す、いわゆる「発電所」のようなものであり、多くのエネルギーを必要とする網膜には、特にミトコンドリアが多く存在します。しかし、網膜のミトコンドリアが生成するATPが減少すると、視細胞が正常に働く上で必要なATPが不足して正常な視覚情報の「感受・増幅・

① Shinhmar H, et al. Weeklong improved colour contrasts sensitivity after single 670 nm exposures associated with enhanced mitochondrial function. Sci Rep. 2021; 11(1): 22872.

伝達」ができなくなり、視力が低下してしまいます。

研究者たちは、このミトコンドリアのエネルギー不足をなんとか補う方法がないか研究を重ねてきました。もし何らかの方法で脳細胞内のミトコンドリアのエネルギー生産を補助し生産を加速させてあげることができれば、脳細胞を活性化させることにもつながります。そしてミトコンドリアを活性化させる方法として近年注目されているのが近赤外線レーザーを用いた手法です。

近年、携帯電話のワイヤレス形式の電磁波を使った充電方法が普及しています。ワイヤレス充電は、充電器が発した電磁波をバッテリーが吸収することで電力に変換し、充電する仕組みであり、光はエネルギーを運ぶ媒体としての役目を果たします。

一方で、ミトコンドリアは波長が650nm～1000nm（赤色から近赤外線）の光を吸収することで、内部の分子活動が活発になり、エネルギー産生を増加させることが知られています。近年、ショウジョウバエを使った実験で示された「網膜のミトコンドリアは主に朝方にエネルギーを生産する」という事実も、このような光によるミトコンドリアに対する効果のひとつといえます。

この結果を人間でも再現できるかどうかを確かめるため、研究チームは28歳〜72歳の眼疾患を持たない男女12人ずつ24人の被験者を集め2つのグループに分け、まず網膜の視細胞の機能を測定しました。そして一方のグループには、被験者に「波長が670nmの深い赤色の光を発する懐中電灯」を渡し、朝、自宅で1日3分間ほど光を見つめるトレーニングを2週間にわたって行ってもらいました。2週間のトレーニング後に再び視細胞の機能をテストすると、色を識別する機能が参加者全体で14％、40歳以上の年齢に限定すると20％も改善していることが判明しました。中でも老化によって衰えやすい青系統の色を識別する能力が大きく改善されたことが確認されました。

しかし、もう一方のグループ――夕方に同じ赤い光を3分間、目に浴びた人たちは、直後のテストでも成績に大きな違いがありませんでした。この結果から、人間の網膜のミトコンドリアもハエと同じく、朝に集中的にエネルギーを作るため、朝に赤い光を浴びることが視力回復に最も効果的であることがわかりました。

現在米国ではＬＥＤを用いた視力回復装置が２万ドル以上もの値段で売られていますが、この結果については、実験参加人数が少ないことや、他の色の光をあてるといった比較対照群で試しておらず、今後のさらなる研究が必要とされます。

それにしても、もしこれほどシンプルで安価な方法が視力改善に効果があるのならば、私たちの今後の生活は大きく変わる可能性があります。最近、英国のバーミンガム大学で行われた研究によって、１０６４nmの近赤外線レーザーを頭の外側から右脳の前頭前皮質に６分間照射したところ、短期記憶が25％も増加したことが示されました。②　ミトコンドリアは私たちの身体のほとんどの細胞にありますので、体中に赤色ＬＥＤの光を浴びれば、全身のミトコンドリアがエネルギー産生を増加させ元気が出るかもしれません。

② Zhao C, et al. Transcranial photobiomodulation enhances visual working memory capacity in humans. Sci Adv. 2022; 8(48): eabq3211.

鼻の重要性

鼻づまりのメカニズムが解明

目の次は鼻です。日本人の約3分の1がもっているといわれる花粉症などのアレルギー性鼻炎は、くしゃみ、鼻水、鼻づまりなどの症状を呈します。その患者数は現在も増加し続けており、特に鼻づまりは不快で集中力が低下し、睡眠障害の原因となることもあります。

私たち医師が鼻づまりの治療をするときは、鼻粘膜の炎症を取るような、広い範囲をカバーする薬を使うしかありませんが、最近、鼻づまりを引き起こす決定的な原因物質が特定されました。これは画期的なことで、今後アレルギー性鼻炎の治療に対する大きな進歩が期待されます。

いわゆる風邪薬というのは、風邪の症状を抑えるためのものであり、原因となるウイルスに直接作用するものではありません。花粉症も同様です。まず花粉症やウイルス感染症などで鼻粘膜が炎症を起こすと、血管から体液が周囲に漏れ、粘膜が腫れて空気の通り道が狭くなります。こういう場合には、粘膜の血管を収縮させる薬や抗ヒスタミン薬を処方しますが、これらの薬は基本的には炎症を抑え、粘膜のむくみを取るものであり、鼻づまりの原因物質に直接効いているわけではありません。これらの薬は心臓に影響したり、眠くなったりや男性ならおしっこが出にくくなったりと様々な副作用がありますし、長期間使用すると耐性ができてきて、だんだん効かなくなってきます。

さて、東京大学の研究チームが、鼻粘膜の血管を刺激する物質は、エイコサジエン酸の代謝産物である15-hydroxy eicosadienoic acid（15—HEDE）と呼ばれる脂質であることを突き止めました。[①②] 卵の白身に含まれる物質をマウスに与えると、アレルギー反応が起き、人間のアレルギー性鼻炎と同じ症状が出ます。この鼻腔内を洗って洗浄液に含まれる成分を調べてみると、この15—HEDEが多く含まれることがわかりました。マウスの血管に蛍光色素を入れて調べると、15—HEDEを投与したマウスでは、蛍光色素が血管の外に漏れ出ていることがわ

① Nakamura T, et al. 8-iso-prostaglandin E 2 induces nasal obstruction via thromboxane receptor in murine model of allergic rhinitis. FASEB J. 2021; 35: e21941.

② Miyata K, et al. 15-hydroxy eicosadienoic acid is an exacerbating factor for nasal congestion in mice. The FASEB Journal. 2022; 36(1): e22085.

かりました。さらに、15―HEDEの投与後のマウスの行動を観察したところ、呼吸困難を示す症状があり、呼吸回数が減って鼻づまりの悪化が見られたのです。

こうしてわかった鼻づまりの原因物質15―HEDEですが、次にこれをターゲットにした薬剤の開発へと向かっていきます。花粉症で悩む患者さんたちにとってさわやかな春が来る日も近いでしょう。

鼻をほじると認知症になる？

子供の頃、鼻をほじっていると、病気になるからやめなさいと注意されることがよくありましたが、最近「鼻から入った細菌が原因でアルツハイマー型認知症になる」という研究結果が発表され、注目を浴びています。

認知症の中で最も多いタイプのアルツハイマー型認知症は、認知症の約半数を占めるといわれ、脳の神経細胞が通常よりも早く減ってしまうことで認知機能が徐々に低下していく病気です。物忘れや時間・場所がわからなくなるなどの症状から始まり、悪化すると暴力や家庭崩壊にもつながりかねません。

アルツハイマー型認知症に感染症が関わっている可能性は以前から指摘されており、患者の脳にヘルペスウイルスが多く見られたとか、いわゆるカビのような真菌感染が見られたとかいう報告はこれまでもありました。オーストラリアのグリフィス大学の研究チームは、アルツハイマー型認知症の患者の脳には高い確率で肺炎クラミジアが見られるという報告をもとに、肺炎クラミジアをマウスの鼻腔に塗りつけ、この細菌がアルツハイマー型認知症の原因かどうかを調べる実験を行いました。①

その結果、鼻腔に付着した肺炎クラミジアは、マウスの「嗅神経《きゅう》」を伝って脳に侵入し、鼻粘膜に感染してから24～72時間以内に脳への感染が起こっていました。しかも、肺炎クラミジアに感染したマウスの脳細胞は、感染症に反応してアミロイドβという成分を放出し脳組織に沈着させ始めたのです。このアミロイドβはアルツハイマー型認知症の症状に関係が深いと信じられているタンパク質の

① Chacko A, et al. Chlamydia pneumoniae can infect the central nervous system via the olfactory and trigeminal nerves and contributes to Alzheimer's disease risk. Sci Rep. 2022; 12(1): 2759.

塊のようなものです。この物質が神経細胞の外側に沈着すると、神経細胞が自殺して壊れ、記憶力や認知力が低下していくといわれています。

この現象は、特に鼻の内部組織が傷ついている場合によりはっきり見られました。つまり、アルツハイマーの原因となる細菌は、傷ついた鼻粘膜から脳に達し、アルツハイマーの原因をつくった、という話なのです。

鼻粘膜につながる嗅神経は、血液脳関門といういわゆる脳と外界とのフィルターを迂回して、直接脳につながっているといわれています。それは脳内に到達しにくい薬を、鼻から投与できるといった利点もある反面、細菌やウイルスが検問にひっかかることなく、脳の中に簡単に入っていけることを示しています。

新型コロナウイルス（SARS－CoV－2）感染後、うつ病や頭痛、Brain Fog（頭にモヤがかかったようにぼんやりする症状）といわれる後遺症に悩んでいる患者は数多くいますが、こういった鼻からの経路で脳内にウイルスが入った結果であると考えている研究者もいます。②

② Marshall M. COVID and the brain: researchers zero in on how damage occurs. Nature. 2021; 595(7868): 484-485.

しかし、これはあくまで動物実験で、直接鼻をほじることが認知症の原因であると断言はできません。とはいえヒトでも同様のことが起きるであろうことは容易に想像できます。鼻粘膜は細菌やウイルスにとっては脳に入る絶好の近道なので、鼻をほじったり、無理に鼻毛を抜いたりして鼻腔上皮が傷つくと、こうした病原体の脳への侵入を促進させる可能性は十分にあるでしょう。

意外な歯の働き

歯磨きしないと糖尿病になる⁉

目、鼻と来て次は口…ですが、口の中でも歯に絞ってお話をします。

医師の中には耳鼻咽喉科や眼科など特定の臓器や器官を専門とする特殊な医師もいますが、歯科医師はそれらの医師とも違って、医師とは全く別の「歯学部」という独立した課程で教育されます。法律上も医師が「医師法」によって規定された資格である一方、歯科医師は「歯科医師法」によって規定された資格です。日本では1874（明治7）年に初めて医師資格付与制度ができましたが、そのときには歯科医師と医師は分かれていなかったようです。その後、医師法が制定された際に歯科医師は含まれず、現行のように医師と歯科医師が分かれた状態になっていますが、なぜ医師法に歯科が含まれなかったか、その理由は明らかではないそうです。

私たち医師は、歯の欠損部の修復、金属など人工物の被せ物や詰め物、入れ歯などの治療、歯列矯正といった治療は法的に行うことができません。歯科医師のみができます。こういった知識や技術の特殊性から、分岐していったのではないかと考えられています。

さて、歯の話に入りましょう。突然ですが、糖尿病と歯周病が密接に関係していることを知っている人はどれだけいるでしょうか。そもそも、歯周病は口内にたまった歯垢が引き起こすものです。歯垢というのは、食べかすの中で増殖した細菌の塊ですが、この歯垢が慢性的な炎症を起こし歯周病の原因となるのです。炎症が起きると、サイトカインという炎症物質が、血糖を下げるホルモンであるインスリンの働きを妨げ、糖尿病を引き起こします。

また、糖尿病患者は、口の中が乾燥しやすく、唾液に栄養となる糖が増えるため、歯周病菌が増殖しやすくなります。こうして、糖尿病と歯周病は悪循環のサイクルとなっていくのです。

糖尿病患者は非糖尿病者と比較して、歯周病発症率が2・6倍高いという報告があります。[①] それとは逆に歯周病の治療をすると血糖値が落ち着くといった報告[②]もあり、両者は深い関係にあります。しかし、これまでの研究では歯周病菌がどのようにして糖の吸収や分解に異常を引き起こすのかは十分理解されていませんでした。

最近の研究で、歯周病菌は筋肉の脂肪化を引き起こすことがわかりました。[③] 筋肉内に蓄積する脂肪は筋内脂肪と呼ばれ筋内脂肪は、糖尿病の原因となるインスリンの機能低下を引き起こすのに加え、加齢・運動不足により増加します。研究者たちは、筋肉の脂肪化と歯周病の関係を調べるにあたり、歯周病患者の骨格筋が脂肪化したときに放出される物質と歯周病菌の数を測定しました。結果は、歯周病菌の数が多い人ほど、骨格筋の脂肪化が進んでいることが明らかになりました。歯周病菌は筋肉を霜降り状態にする恐ろしい力を持っていることになります。

---

① Nelson RG, et al：Periodontal disease and NIDDM in Pima Indians. Diabetes Care.1990; 13: 836-840.

② Engebretson S, Kocher T. Evidence that periodontal treatment improves diabetes outcomes：a systematic review and meta-analysis. J Clin Periodontol. 2013; 40 Suppl 14: S153-163.

③ Watanabe K, et al. Porphyromonas gingivalis impairs glucose uptake in skeletal muscle associated with altering gut microbiota. FASEB J. 2021; 35(2): e21171.

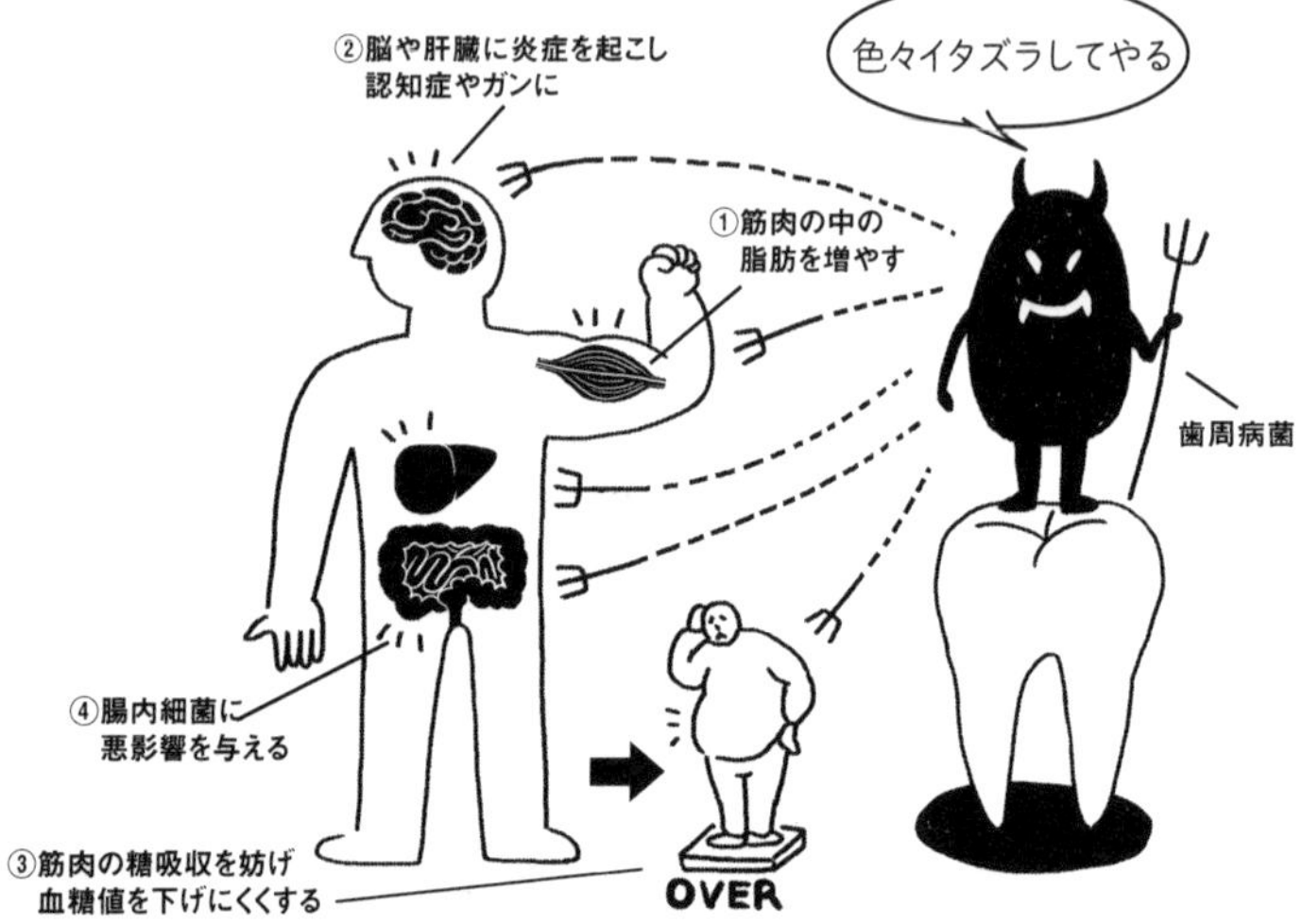
②脳や肝臓に炎症を起こし
認知症やガンに
色々イタズラしてやる
①筋肉の中の
脂肪を増やす
歯周病菌
④腸内細菌に
悪影響を与える
③筋肉の糖吸収を妨げ
血糖値を下げにくくする
OVER

またマウスを用いた実験では、歯周病菌を投与されたマウスで炎症関連の遺伝子数が上昇していることも明らかになりました。④ 慢性的な炎症は臓器の機能低下やがんを引き起こします。例えば肝臓の炎症は肝硬変を経て肝がんになることが知られていますし、脳における慢性的な炎症は認知症の原因にもなります。歯周病菌は筋肉を奪うだけでなく、感染によって肉体に傷もつけているようです。

歯周病菌の悪影響はまだあります。

筋肉は、食事で摂取した糖分の多く

④ Meyer C, et al. Role of human liver, kidney, and skeletal muscle in postprandial glucose homeostasis. Am J Physiol Endocrinol Metab. 2002; 282: E419-E427.

を吸収しグリコーゲンとして蓄え、飢餓などに備えてエネルギーを蓄える貯蔵庫としての役目があります。ところが歯周病菌に感染したマウスは、筋肉に吸収される糖の量が減り、同時に血糖を下げるインスリンの効き目が大きく落ちていることが確認されました。

つまり、筋肉による糖吸収を抑え、結果的に血糖値が上がるという悪影響を及ぼしているのです。さらに腸内細菌を調べると、歯周病菌は腸内細菌叢の腸内細菌の多様性を損なっていることも示されました。

今回の研究により、歯周病菌は血糖値を上げるという直接的な糖尿病の原因となるだけでなく、筋肉を脂肪化させ身体に炎症を起こし、腸内細菌の多様性を奪うことが示されました。地球上に存在する菌の中でも、歯周病菌は私たちの身体にとって非常に有害な部類に入ります。人間の口の中になぜこのような凶悪な菌が住みつけるのかは謎のままです。糖尿病の予防には運動、生活習慣の是正などがありますが、それに加え念入りな歯磨きもおすすめです。

歯を再生できる時代が来る？

現在の虫歯治療は、詰め物での対処がほとんどですが、実はこれは歯の強度を弱める原因となります。また、詰め物は劣化すると取り替えなければならず、便利なようで、意外とデメリットも多い治療法です。しかし近年、歯の細胞を再生することで虫歯を自然治癒させる方法が見つかりつつあります。これはチデグルシブという化合物を用いる方法で、これまではまだマウスでの試験段階にありましたが、最近イギリスのＫＣＬ（キングス・カレッジ・ロンドン）の研究チームが、ついに人間での臨床応用に成功しました。

もともと人の歯は主に3層構造から成っています。中心部の「歯髄《しずい》」という神経、それを囲む「象牙質《ぞうげしつ》」、その象牙質をさらに覆う、人体の中で最も硬い部分「エナメル質」の3つです。虫歯ができる過程では、真ん中の象牙質が損失し始めると痛みがでます。歯の表面のエナメル質を守るためのフッ素剤や、虫歯の原因菌の除菌は、虫歯の予防としてある程度は有効ですが、深く進行してしまった虫歯を根本的に治すようなものではありません。

そのため、虫歯の治療は、悪いところを削って詰め物を入れるか、型取りをして金歯や銀歯を入れるか、あるいはセラミックの被せ物をするかという方法が基本となっています。一度侵食された歯を再生させることは基本的にはできないのです。

しかし、KCLの研究チームはその再生を実現するかもしれない画期的な治療薬の可能性を示しました。① このチデグルシブという化合物はもともとアルツハイマー病の治療薬として使われていました。アルツハイマーの原因は、GSK―3という酵素が脳の神経内にあるタンパク質を不安定にすることにより引き起こされますが、チデグルシブはGSK―3の働きを抑える効果を持っていたからです。

しかし、GSK―3には別の働きもあり、様々な細胞に分化する能力を備えた細胞（幹細胞）の能力を一定に維持しています。つまり、何にでもなれる幹細胞を、秩序を持って分化するように調整しているのですが、チデグルシブはこのGSK―3の働きを阻害します。その結果幹細胞は、普段は分化しない別の種類の

① Zaugg LK, et al. Translation Approach for Dentine Regeneration Using GSK-3 Antagonists. J Dent Res. 2020; 99(5): 544-551.

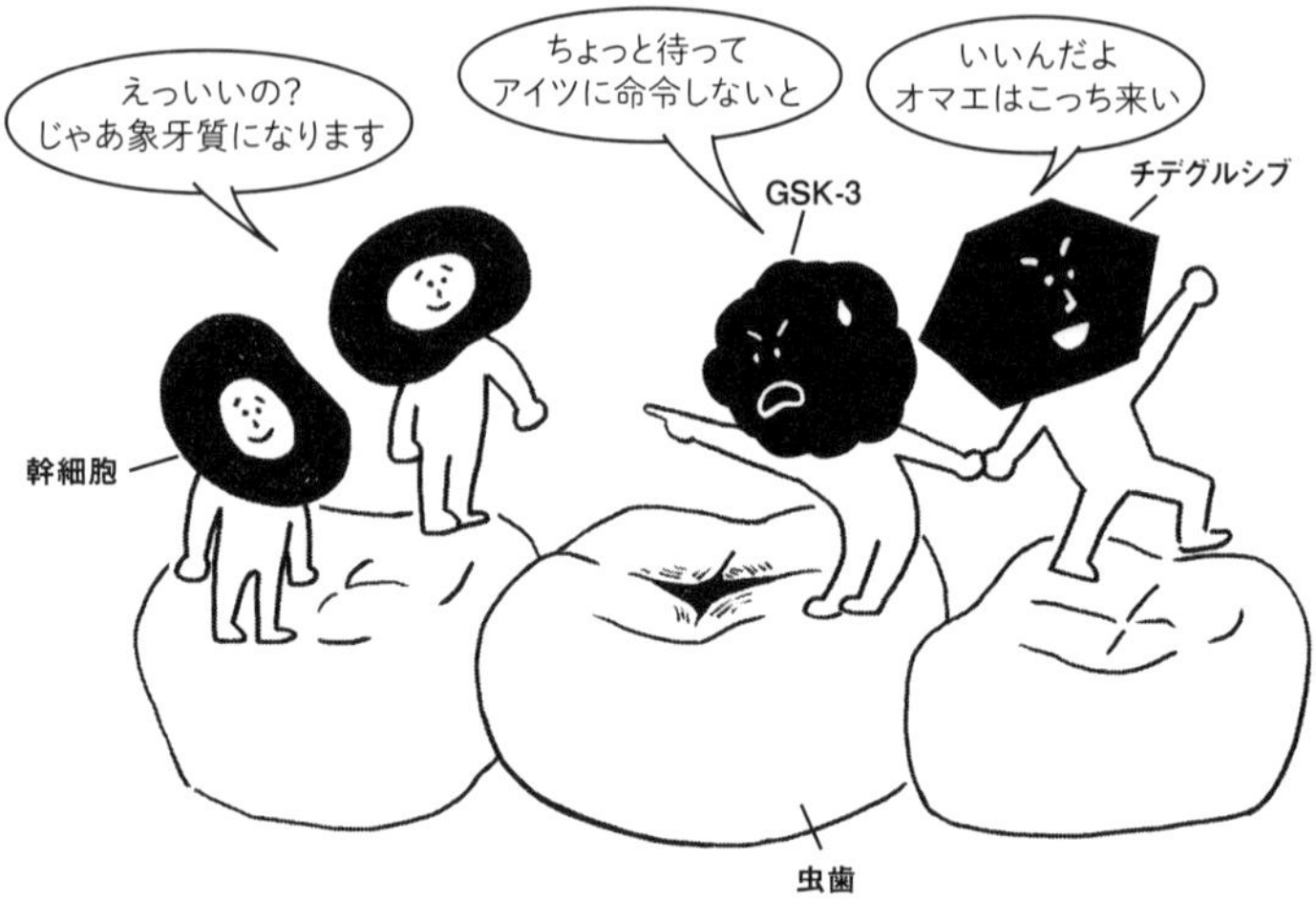
えっいいの?
じゃあ象牙質になります
ちょっと待って
アイツに命令しないと
いいんだよ
オマエはこっち来い
GSK-3
チデグルシブ
幹細胞
虫歯

細胞への分化を促されるのです。

研究チームは、小さなスポンジにチデグルシブを含ませ、虫歯の穴に詰めると、その周囲にある幹細胞を分化増殖させ、歯の象牙質を自然再生させることを示しました。スポンジはコラーゲンでできていますので、徐々に分解してなくなり、象牙質に置き換わってきます。現在用いられているセメントなどの詰め物は、歯の強度を弱めてしまう上、何年かしたら取り替えねばなりません。自分の細胞を再生させて穴を修復できるなら、その方がずっとよいのは当然のことです。

ＫＣＬの研究チームは、過去5年にわたる人間への臨床試験の中で、チデグルシブが虫歯を修復するのに十分な量の象牙質を再生できたことはもちろん、再生された象牙質が本来持つものと同一であることも確認しました。幹細胞を無秩序に分化させることについては、細胞のがん化の懸念もあるのですが、今のところ安全性が確認されており、実用化は十分に可能と判断されています。今後の虫歯治療は、あの嫌なドリルで歯を削る痛みから解放され、より気軽にできるものになる可能性があります。

脳を強化する手の秘密

「ヨシ!」指さし確認は実際に注意力を上げる!

さて、お次はこちらも普段大変お世話になっている手についてのお話です。

試験勉強中に教科書の中の重要な部分を覚えたいとき、その箇所を指でなぞることがありましたよね。今でも、仕事で作成した書類に、誤字脱字がないかを指でなぞってチェックすることもあります。最近の研究では、手を添えるだけでその対象の視覚処理が促進され、より効果的に注意が向くことがわかっています。①手や指を添える注意動作により、意識的な注意力に加えて無意識の注意力も動員され、注意力が倍増するということです。

私たちは日常的に何かに注意しています。注意は、膨大な情報から必要なものを選択しなければならない私たち人間にとって重要な機能です。注意の脳内機能

① Shioiri S, et al. Visual attention around a hand location localized by proprioceptive information. Cereb Cortex Commun. 2022;3(1): tgac005.

については、複数の処理過程が知られていますが、それらの多くは目立つ対象物に向けられるボトムアップ注意と、意図的にどこかに向けるトップダウン注意に分けられます。例えば、ボトムアップ注意は、たくさんの人の中で一人だけずば抜けて背が高い人を見つける注意であり、トップダウン注意は「ウォーリーをさがせ！」のように、たくさんの似たものから本物を見つけ出す注意ともいえます。

見るものの側に手を持っていくと、そこでの処理が促進される（例えば感度が上がる、処理時間が短くなる、記憶能力が向上するなど）ことはいくつかの研究で報告されていました。これは、「身体的注意」と呼ばれますが、これが従来知られているトップダウン注意やボトムアップ注意とは別物なのか、または深く関係しているのか、これまではわかっていませんでした。また、手を持っていくことで視覚的に注意がより行き届くのか、あるいは手の触感や体感によるものなのかも不明でした。

実験は、コンピューター画面に提示された視覚刺激（高速回転する棒）を利用し、手を画面の裏側に回し、手がその近くにある場合と離れた位置にあった場合で、棒の角度を答えてもらうという簡単なもので、脳波を用いて被験者の注意の程度を計測しました。②　被験者は、画面の後ろの自分の手を直接見ることができません。実験は、右手か左手のどちらか一方を出すことにしました。

その結果、回転する棒と画面裏の手の位置が近いときに、回答の正確さが増すことが判明したのです。この結果は、手を添えることで得られる注意力は、視界内に手が入っていることが重要なのではなく、手を近づけているという実際の体感が重要であることを示します。また結果を分析すると、回転する棒が参加者から見て右側にあり、右手を添えている「右手右側条件」が最も正確性を上げることが判明します。さらに右利きの人と左利きの人では、手を添えることで上がる注意力に差があったのです。これは、利き手のメカニズムの研究につながる興味深い事実です。

手が実際に見えなくても手を近くに持っていくことで注意力が上がるのは、手

② 芳賀繁ほか 「指差呼称」のエラー防止効果の室内実験による検証．産業・組織心理学研究．1996；9(2): 107-114.

の周囲のものを目で追う追視のためではなく、触覚（自己受容感覚）に基づく手の位置の情報が利用されているためと推測できます。つまり、人間の脳は、手を近くに添えることで、その周辺を特殊な空間に変化させるともいえます。

「指さし確認」などに代表される手の動きを用いた注意動作は、運転時や工事現場など、様々な場面で広く利用されています。その効果は非常に高く、手の動きを注意対象に差し向けながら声を発するといった単純な方法でありながら、作業ミスを6分の1に減らす効果があるとも報告されています。受験や資格試験などの注意力を要する課題に取り組んだり、仕事などでミスが許されないデータを扱ったりする場合に、手や指をかざしてみるとより注意力が上がることは間違いないようです。

話している最中につい手を動かしてしまうのはなぜ？

会話中に気持ちが入って興奮してくると、自然と身振り手振りが出てしまいます。逆に、手の自由を奪われると、なんとなく動きを制限されているように感じます。事実、私は傘をさすのが嫌いで、雨のときはフード付きのジャンパーで外出しますし、手提げカバンに非常に違和感があるので、いつも肩がけカバンを使っています。こういった感覚は、とっさのときに反応できない防御のための本能と思っていましたが、実は脳の認知機能を衰えさせないためのもののようです。

それを証明したのが大阪公立大学の研究チームによる報告です。① 研究では、手を拘束することで、言葉の意味処理を行う脳活動が抑制されてしまうという成果が報告されました。つまり、手がふさがった状態は身体能力だけでなく認知機能をも低下させることがわかり、「手の動き」と「言葉の意味を処理すること」には、密接な関連性があることが客観的に示されたのです。

具体的な実験は、次のようにして行われました。まず、被験者に、2つの単語を提示してどちらが大きいかを答えてもらう課題を与えます。被験者は机の上に両手を置き、手の動きを自由にするパターンと、手の上に透明なアクリル板を乗せて拘束するパターンで、結果を比較しました。実験中は、それぞれの単語がど

① Onishi S, et al. Hand constraint reduces brain activity and affects the speed of verbal responses on semantic tasks. Sci Rep. 2022;12: 13545.

のように処理されたか、機能的近赤外分光法（fNIRS）によって脳活動を測定しました。

例えば、「カップ」と「ほうき」という2つの単語が画面上で参加者に提示され、どちらの物体が大きいかをなるべく早く口頭で答えるように指示しました。この場合はもちろん「ほうき」が答えです。また、「ビル」と「街灯」でも同じことを行いました。この場合は「ビル」が正解になります。

前者の「カップ」と「ほうき」は、手で操作可能なものを表す単語であり、後者の「ビル」や「街灯」は手で操作できません。実験の結果、「手で操作可能なもの」に対する脳活動と口頭反応の早さが、手の拘束によって大幅に遅くなることがわかりました。手が拘束されると、左脳の頭頂間溝と下頭頂小葉の活動が弱まり、言葉の意味処理が阻害されたのです。逆に、手で扱えない大きなものに関しては、あまり手の拘束の影響を受けませんでした。

これらの結果から、手の拘束によって、手で操作可能なものの意味に関する処理が妨げられたことがわかります。インタビューなど何かを一生懸命話すとき、ついつい手や身体が動いてしまうのは、やむを得ないことなのです。物事を認知するため脳が盛んに活動するからこそ、身振り手振りをしてしまうということもできます。人間の脳は、身体の動きを含めて言葉の意味を記憶している可能性が高いのです。

そもそも私たち人間は、「言葉」からその意味を悟り、現実世界の様々な要素と結びつけます。例えば、「ナイフ」という文字列を見ると、私たちはすぐにそれが「物を切るための道具」であると理解できます。それだけではなく、果物の皮をむく光景を思い浮かべたり、また他人を殺傷する危険なものであるという想像も浮かんだりします。こうした連想は、経験によるものです。私たちは、幼少期に親や先生にナイフという言葉の意味を教えてもらい、実物を見て実際に使ってみます。その中で自分の手を誤って切ってしまい痛みを感じるといった経験もします。そうした身体を使った経験が、私たちの脳にナイフの概念を理解させ、様々な要素と相互に関連づけてきたと考えられます。

これは、人間にとって言葉の意味は身体と環境との相互作用を通して表されるという「身体化認知」と呼ばれ、ＡＩが言葉の意味を学習する際にも有効な可能性があるとして、ＡＩ研究でも注目される考え方です。つまり、ＡＩに人間のような知能を与えるためには、人間のような身体や感覚を与えて学習させるとよいのかもしれません。

このように、身体の動きは脳の認知機能と非常に密接な関係があるのです。手をふさがれることに何かネガティブな気持ちを抱いてしまうのは、単に動きが制限されるということにとどまらず、認知機能など脳活動の低下を招くことも当然のように感じられます。また、赤ちゃんは、すぐに物を触ろうとしますが、物の意味を学ぶ上で身の回りの物に触れ、手で操作することは大変重要なことなのです。

Column③

誰!? 陰嚢《いんのう》から口笛が聞こえる奇病

ちょっと面白いお話を紹介しましょう。

陰嚢が腫れるというのは、男性にとっては一大事です。でも、陰嚢から音がしたらもっと驚くでしょう。ところが「陰嚢から口笛のような音がする」と言って病院を受診した男性が実際にいたのです。[①]この方は、米国オハイオ州に住む72歳の男性で、精巣に細菌が入って炎症を引き起こしたため、5カ月前に陰嚢を切開して膿を排出する手術を受けたそうです。その後、再びその男性が来院し、「最近息切れしやすく、呼吸しづらい」という症状に加えて、「陰嚢から口笛のような音がする」と相談してきたそうです。一体何が起こっているのでしょうか。

その原因は、皮下気腫、と呼ばれる病態にありました。

皮下気腫は皮下組織の中に空気が漏れてたまることをいいます。皮膚の下に空気がたまるので、触るとぶよぶよした感じがします。あるいは細かい泡がたまっているような、雪を圧縮するような感覚があります。普通は胸を強く打撲するような事故で肺が強く圧迫されたり、肋骨や胸骨の骨折が原因で肺や気管が傷ついたりし、そこから空気が漏れることが原因で起こる症状です。また、胸や首の周りに皮下気腫が出ることが多いですが、顔面や、胸やお腹に出ることもあります。

ウエイトリフティングなど、体幹に瞬時に強い力を入れるスポーツや、カラオケで大声で歌ったり、楽器の演奏をしたりすることで気管や肺の中の圧力が上がって空気が漏れ、皮下気腫が起こることもあります。[②③]

また、歯科治療のときに使う先端から空気が噴射されるドリルで、歯茎から空気が皮下に漏れることもあるし[④]、お腹に二酸化炭素を入れて行う腹腔鏡下手術の際の合併症として起こるケースも少なくありません。集中治療室では、人工呼吸器の使用で肺に圧力がかかり、そこから空気が漏れてしまうケースもあります。

---

① Bickford B, et al. Whistling Scrotum: An Unusual Presentation of Pneumomediastinum in the Setting of an Open Scrotal Wound. Am J Case Rep. 2022; 23: e936441.

② Mihos P, et al. Sports-related spontaneous pneumomediastinum. Ann Thorac Surg. 2004; 78(3): 983-986.

③ Asahina A, et al. Six cases of spontaneous pneumomediastinum. Kyobu Geka. 2009; 62(12): 1032-1034.

④ Nishimura T, et al. Iatrogenic subcutaneous emphysema and pneumomediastinum following a high-speed air drill dental treatment procedure. Acute Med Surg. 2015; 2(4): 253-256.

男性の話に戻りましょう。診察をすると、この男性の胸から、腹部や陰嚢、会《え》陰《いん》（陰嚢の後方から肛門までの間）にまで空気がたまっており、広い範囲の皮下気腫が認められました。また、肺に穴が開き、胸腔に空気がたまる「気胸」が起きており、それによって呼吸困難が出ていたことがわかりました。タバコを吸う人は、肺気腫といって肺が壊れやすく、気胸が起こりやすい傾向にあります。しかし、この男性は喫煙をしたことは一度もありませんでした。

気胸の原因ははっきりとわからなかったのですが、突発性気胸といって原因不明の気胸が起きることもあります。つまり、この男性は、皮下に漏れた空気が皮下気腫になって、陰嚢の小さな手術の痕から空気が漏れ出し、口笛のような音がしていたのです。

胸腔にチューブを入れ、漏れた空気を抜くことでこの患者さんは数日で元気になり、自宅に退院したようです。「陰嚢から口笛」と聞くとなんだかユーモラスに思えますが、皮下気腫と呼吸困難は気胸の典型的な症状であり、時として致命的になることもあるのです。

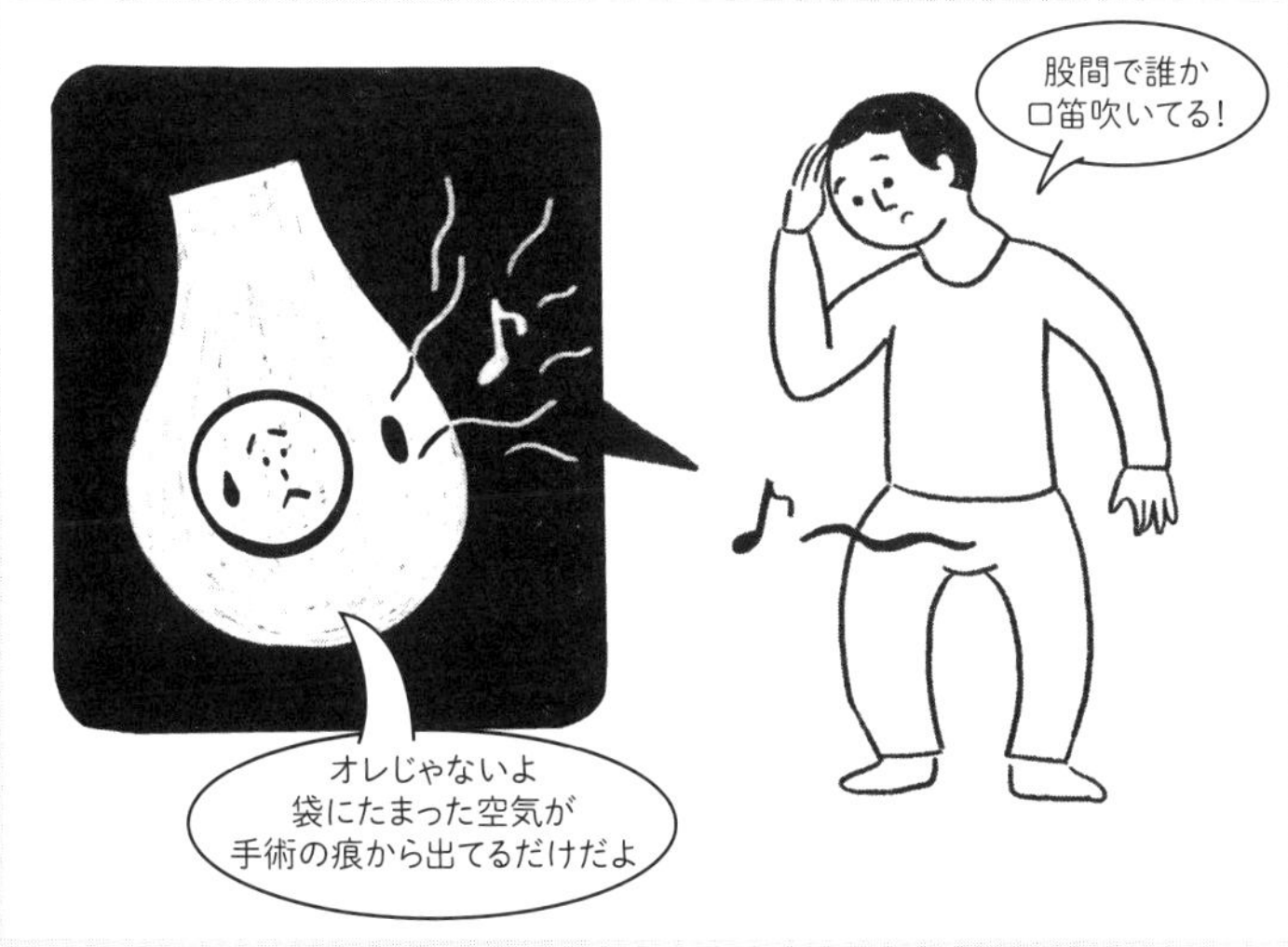

4章

謎だらけの脳

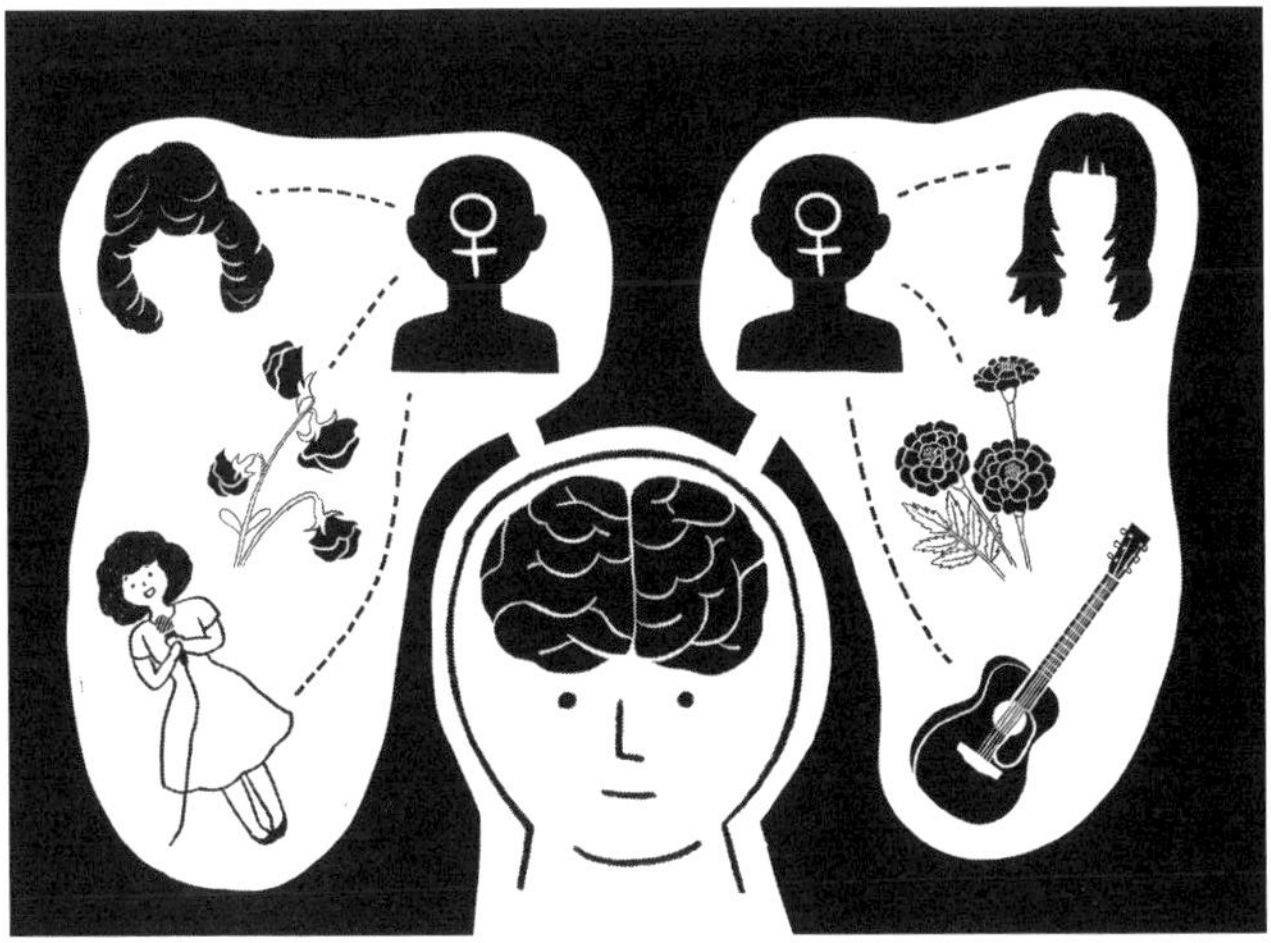

驚きの脳の仕組み

昼夜休みなしで働き続ける脳

脳というと何か特別な臓器のような気がしますが、脳もこれまで見てきたような内臓や免疫と同様、細胞からできていて、化学物質で動作するという点においては人体を構成する臓器のひとつに過ぎません。しかし、その臓器の働きは多岐にわたっており、脳ってどんな臓器？　という疑問にひと言で答えるのは難しいもの。しかし、その働きの結果として、運動や記憶・学習、果ては精神のような心の働きまでが生み出されているのです。

まず脳を理解するためには、脳には無意識で行われている作業と、意識的に行われる仕事の2つの側面があることを知らなければなりません。私たちは色々なことを意識して、自分の意思で決めて行っているように錯覚していますが、実は無意識で行われていることが重要なのです。

例えば、心拍や体温、血糖値、水分の調節など生存に必須の働きや、眼球の動きや姿勢の制御などは全て無意識で行われていることです。どれもこれも脳がちゃんと指令を出していますが、私たちは起きているときも寝ているときも24時間365日休むことなく働いている脳の存在に一切気づくことはありません。ものを見たり、聞いたり、学習したり、記憶したり…これらはさすがに自分自身でコントロールできていると思っている、そこのあなた。実はそれすらもあれこれと脳がやってくれていることなのです。

脳科学は日進月歩。脳についてはまだまだわかっていないことの方が多いのです。毎日のように発表される研究論文の中には、あっと驚くようなことが満載です。4章では、そんな不思議な脳の働きについて、最新の成果を踏まえて見ていくことにしましょう。

現実って何だろう

私たちの身体はいわば全身センサーのかたまりのようなもので、24時間365

日、一瞬も休まずに脳に信号を送り続けています。脳はその情報を取捨選択し、大半が無意識で処理されます。知覚されるのは大脳皮質で統合されたほんの一部の情報だけなのです。さらに、私たち人間の場合は、それを言語化してはじめて「自己意識」に情報が上ってきます。私たちの脳は、それを都合よく解釈し、あたかも最初から自分で計画して全てやったように思っているのですが、私たちが意識的に介入できる部分はあまり多くなく、気づいた時には全て終わっているのです。例えていうなら、インターネットの生配信動画を後から追っかけ再生しているようなものなのです。

私たちの目は膨大な視覚情報にさらされており、脳はそれを処理するのに苦労しています。しかし、私たちは安定した世界を知覚できています。これは、脳が過去の情報に基づいて予測をし、効率的に視覚をつくり出しているからです。この考え方は「連続視野」と呼ばれ、正確さを犠牲にしてスムーズな視覚体験を提供します。この方法には利点と欠点があり、絶対的な精度が必要な場合には危険性がある一方で、世界の認識を安定化してくれているのです。いずれにせよ日々の判断は過去の視覚体験に依存していることを認識することが重要です。私たちの脳が常にリアルタイムで更新されていたら、世界は光や影、動きが常に変動する混沌とした場所に感じられることでしょう。では、私たちはどれくらい前の情報を平均化しているのでしょうか。

カリフォルニア大学の研究チームは、私たちはリアルタイムで最新の映像だけを見ているのではなく、実際にはそれ以前の映像を含めた「過去15秒間」を平均化した映像を見ていたことを明らかにしました。チームは、顔の左側が30秒間かけて年齢が変化していく錯覚動画を作成しました。① 数百人の参加者を募り、30秒間かけて年代順にゆっくり変形していく顔のクローズアップのタイムラプス動画を見てもらい、動画の最後に表示された顔の年齢を尋ねました。すると、参加者はほぼ一貫して、15秒前に表示された顔の年齢を答えたのです。つまり、脳は常に10秒から15秒前の過去の情報に基づいた映像を見ていることが明らかになったのです。このことからも脳は、時間をかけて視覚を滑らかにすることで、時間変化に振り回されることなく知覚を安定させることができていることがわかります。

① Manassi, M. & Whitney, D. Illusion of visual stability through active perceptual serial dependence. Sci. Adv. 8, eabk2480 (2022).

神経回路の不思議

神経回路は柔軟

脳を構成する神経細胞は、たくさんの突起を伸ばすことで回路を形成しており、電気信号によって素早い情報伝達を行っています。神経科学と呼ばれる学問は、どの神経回路がどんなふうに働けば、記憶・学習が生じ、さらにはそれをもとにした行動が生まれるのかを明らかにする学問です。

この神経回路はコンピューターとは違い、一度配線が決まっても状況に応じて柔軟に書き換わることが知られています。この非常に自由度の高い性質が、私たちが柔軟に学習を続けていける秘訣なのです。例えば、習慣にまでなっていた行動を変えて心機一転、新しく学習し直すこともできます。面白いことに、楽器の演奏や文字を手書きするときなどを思い浮かべればわかるように、人間の脳は順序やタイミングを変えても柔軟に対応できるようにできています。

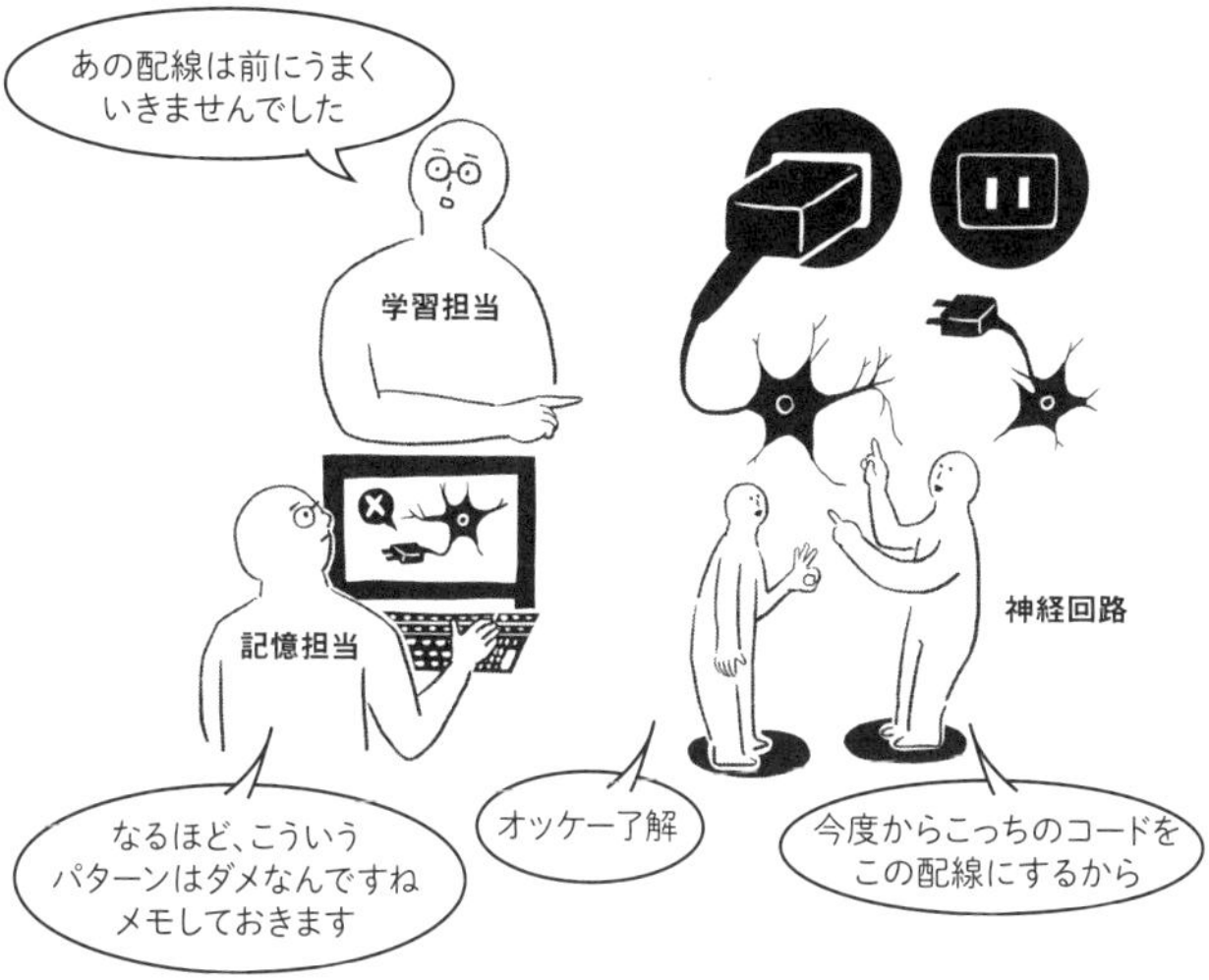

一般的に学習とは私たちは自分の行動とそれに伴って生じた結果を検証し、誤りがあった場合にはそれを訂正するプロセスです。さらに、その中からルールを抽出して一般化し、保持する過程を記憶と呼んでいます。この学習と記憶の大元となる神経のメカニズムは、嚙み砕いていうとニューロン同士の伝達効率が良い状態が持続するということであり、そういう意味では学習も記憶も根っこの部分では同じメカニズムであると考えられてきた歴史があります。

しかし最近の研究で、この学習と記憶に関して、従来は似ていると思われていた行動が、脳内では実は違う神経回路で処理されていたり、似ていない行動が実は脳の同じ部位で処理されていたりと、一筋縄ではいかないことがわかってきました。

実は同じだった領域

古いことと新しいこと、難しいことと簡単なことなど相反する事柄に対処する際に働く脳部位は、これまで異なる神経回路だと思われてきました。しかし、最近の研究では、実はこれらが同じ回路を使い回しているに過ぎないということがわかってきました。

マウントサイナイ・アイカーン医科大学の研究者たちは、従来は古い習慣を制御している脳部位とされていた脳の線条体が、新しい行動を学習する際にも重要な役割を果たすことを発見しました。① 彼らはマウスを使った実験から、新しい行動と古い習慣の学習において、線条体内で隣り合う2つの神経回路の活動が微妙にバランスを取りながら活動していることを明らかにしました。新規学習を司る神経回路と習慣を司る神経回路は、一方が活性化すると他方が抑制される性

① Smith ACW, et al. Opposing roles for striatonigral and striatopallidal neurons in dorsolateral striatum in consolidating new instrumental actions. Nat Commun. 2021; 12: 5121

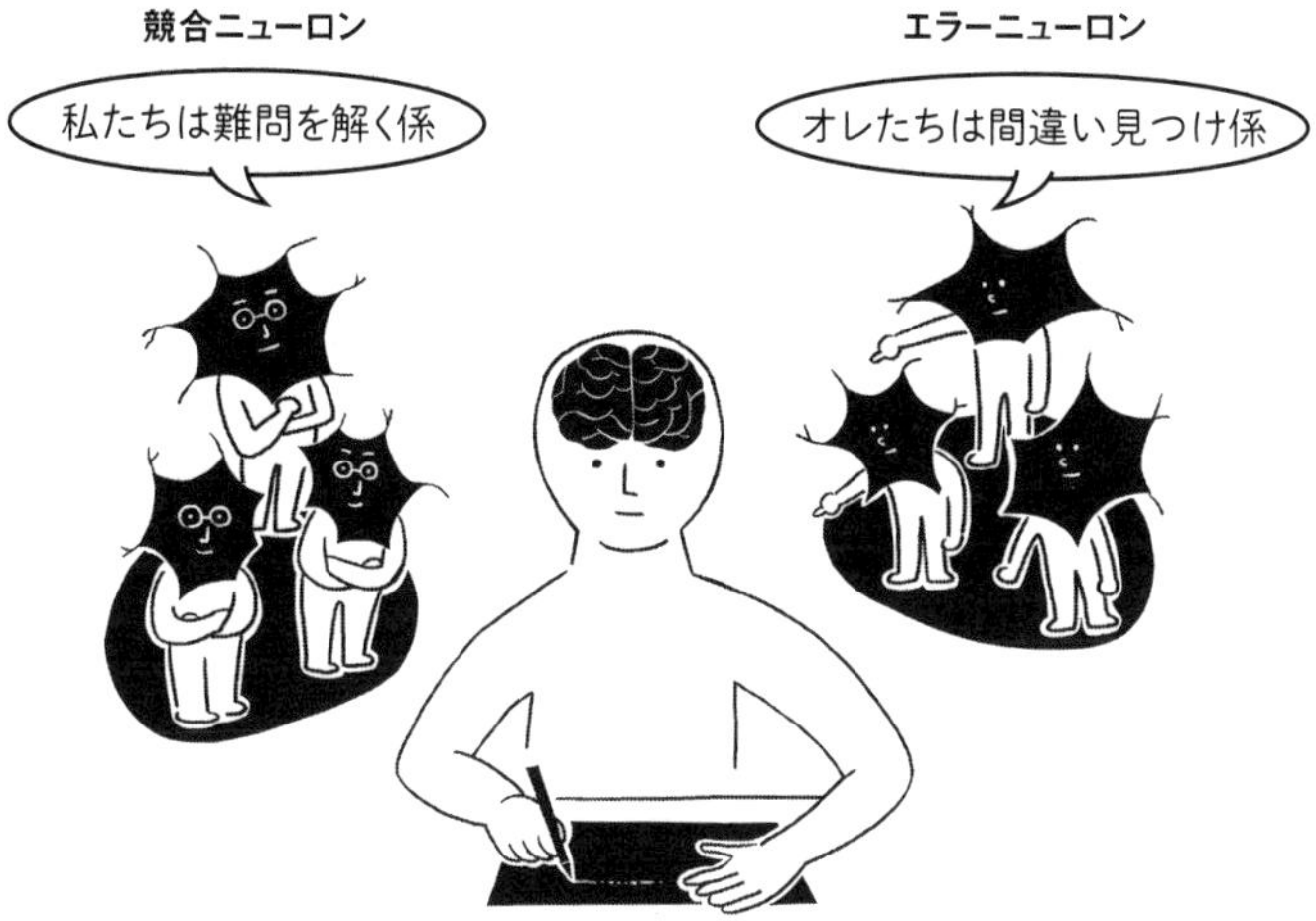
競合ニューロン
私たちは難問を解く係
エラーニューロン
オレたちは間違い見つけ係

質があります。一方で、古い習慣を捨てて新たに、長期記憶が形成される際には、新規学習回路が習慣回路に対して優位である必要があるのだそうです。

また、リヨン神経科学センター（CRNL）の研究者たちは、人間に特有である言語能力と道具使用能力という一見無関係な行動が実は、同じ神経回路から発生しているという驚きの事実を明らかにしました。[②] 研究者たちはさらに、手を使った場合は15％しか向上しなかったのに対し、道具を使った作業を行った場合、その後の言語テストの成績が30％向上するという相乗効果も得られました。これらの結果は、道具の使用

② Thibault S, et al. Tool use and language share syntactic processes and neural patterns in the basal ganglia. Science.2021; 374; eabe0874.

によって大脳基底核の回路が効率的に動くようになり、言語能力が向上したからと考えられます。

さらに、ロサンゼルスのシーダーズ・サイナイメディカル・センターの研究者たちは、前頭葉にある神経細胞群の信号が、新しい仕事を覚える柔軟性と高度なスキルを身につける集中力を両立できることを発見しました。③ 研究者は、被験者に認知の混乱を引き起こす2つのテストを実施しながら、内側前頭皮質の1000以上のニューロンの電気活動を記録・分析し、間違いの検出とそれがどんなエラーだったかを特定する際の脳活動を調査しました。その結果、エラー時に活性化するエラーニューロンと試験内容の難しさに応じて活性化する競合ニューロンの2つの異なるニューロンが存在することが判明しました。つまり、脳は問題の難しさに関わらずエラーはエラーとして検出しているのです。したがって、専門性の高い難しい問題を解決するためのエラー検出機能が実は、新たに出会った問題を解決するためのエラー検出機能の発展版に過ぎなかったのです。

③ Fu Z, et al. The geometry of domain-general performance monitoring in the human medial frontal cortex. Science. 2022; 376: eabm9922.

実は違っていた領域

一方、順序やタイミング、記憶と学習のように一見似たような事柄が実は脳では別々に処理されていることもわかり始めています。

バーミンガム大学とバンガー大学の研究者たちは、脳は練習した動作の「順序」と「タイミング」を分割保存し実行の瞬間に統合していることを明らかにしました。①実験では、24人の被験者が、特定の指の順序とタイミングでキーボードのキーを押す練習を行いました。研究者は、動作を準備する段階と実行する段階で、被験者の脳のどの部分がどのように働いているかをMRIで観察しました。結果として、動作の準備段階では、脳の前運動野や頭頂葉の領域が動作の順序やタイミングに対応し、それらの情報が分離されていることがわかりました。

つまり、「指の動きの順番」と「指の動きのタイミング」を制御する脳領域が別々に存在し、独立した活動パターンを持っていたのです。さらに、動作を実行する際には、この2つが統合され、ひとつのまとまった動作として行われることが明らかになりました。また、動作をイメージするだけのときは「指の動きの順番」を制御する脳領域が強く活性化し、動作を実行する際は「指の動きのタイミ

① Yewbrey R., Mantziara, M. & Kornysheva, K. Cortical Patterns Shift from Sequence Feature Separation during Planning to Integration during Motor Execution. J Neurosci. 2023; 43: 1742-1756.

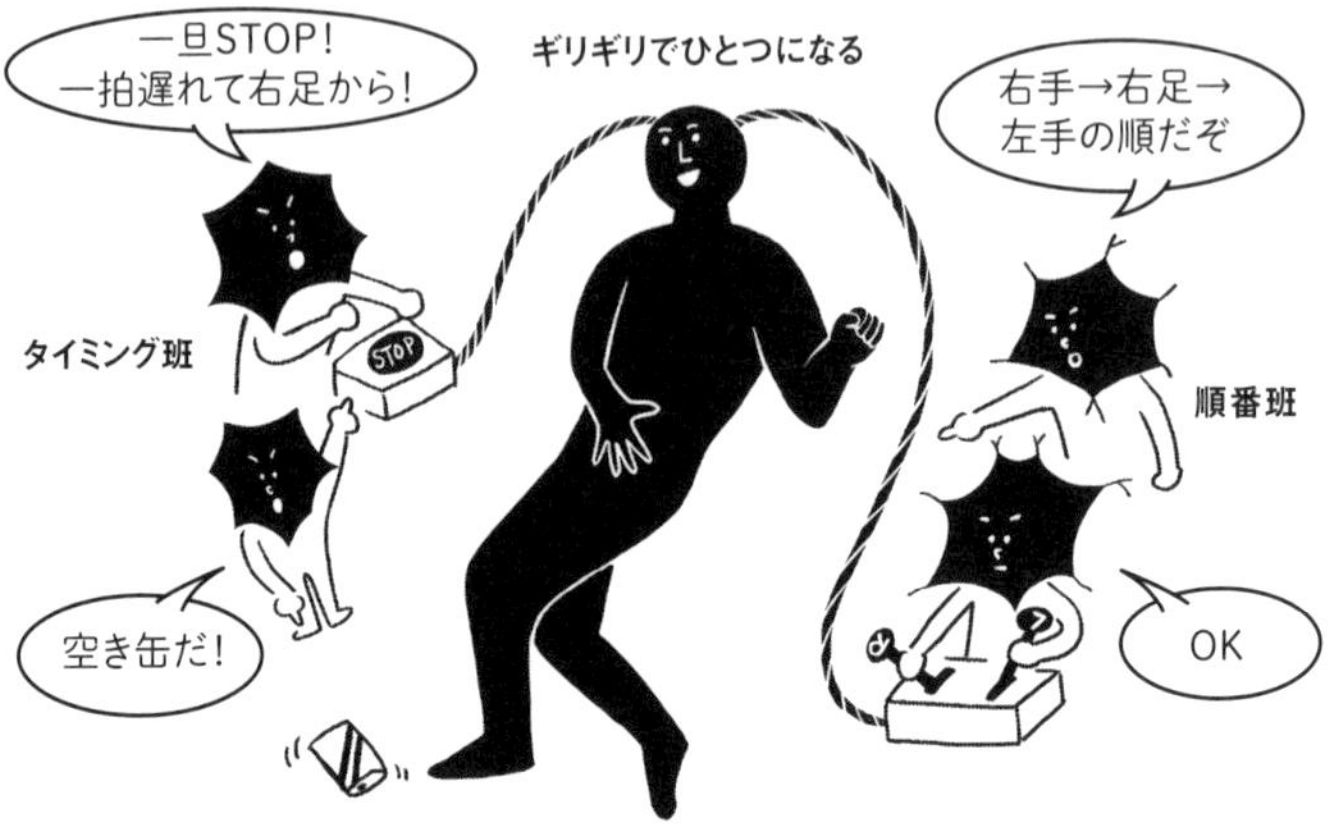
ギリギリでひとつになる
一旦STOP!
一拍遅れて右足から!
タイミング班
空き缶だ!
右手→右足→
左手の順だぞ
順番班
OK

ング」を制御する脳領域が顕著に活動しました。

　ではなぜ脳は、動作の「順番」と「タイミング」を別々に保存するのでしょうか。研究者たちは「動きの順番」と「動きのタイミング」の統合を動作実行のギリギリまで遅らせることで、不測の事態に柔軟に対応できるメリットが生まれると述べています。これは動きを完璧に覚えたとしても、ただ同じ動作を繰り返すだけでなく、瞬時の判断でアドリブを利かせられるようになることを意味しています。この仕組みを高度に利用できるようになると、順番とタイミングという情報を、瞬間的に自由に組み合わせて

「どのように」動くか様々に定義可能になります。

また、生理学研究所と玉川大学の研究者たちは、「学習」とそれが身につく「記憶」は別の脳回路が担当していることを明らかにしました。② 学習中のマウスの脳の神経接続をより広範に追跡し「学習」と「記憶」の違いを脳回路レベルで確かめました。実験では、マウスに片方の前肢で種をつかませる訓練を行い、脳回路の変化を調査しました。その結果運動の司令塔として働く一次運動野で新しいシナプスが形成され、運動技能の上達度が高いマウスほどシナプス数が多いことが判明しました。学習初期では、この新たなシナプスは状況に応じた適切な運動を選択するなど、より高度な運動を制御する二次運動野から情報を受け取ります。一方、学習後期になると、一次運動野のシナプスが取捨選択され、残ったシナプスは脳領域の中継地点である感覚や情動・記憶など他の視床からの入力を受け取り、信号強度が強化されます。

つまり、学習初期に一次運動野と二次運動野の間に状況に応じた適切な運動を学習するための「学習回路」が形成され、学習後期には一次運動野と視床との間に記憶をもとに運動を再現するための「記憶回路」が形成されていたのです。そ

② Sohn J, et al. Presynaptic supervision of cortical spine dynamics in motor learning. Sci Adv. 2022; 8: eabm0531.

の証拠に、学習回路を遮断すると学習の上達が妨げられましたが、記憶回路を抑制しても学習が通常通り上達しました。一方、十分に上達したマウスに対して記憶回路を遮断すると、運動がまともに実行できなくなったのです。

　このように身体を動かすという一見単純なことでも脳では複雑な回路を使い分けています。アスリートのように思い通りに身体を動かすためには、脳も鍛えることが重要なのです。

記憶と記録は大違い

潜在記憶と顕在記憶

脳は、例えば外付けハードディスクのような外部記録装置とは異なり、事実をありのまま保存しているわけではありません。たとえ、歴史の年号や数学の公式であっても、関連する事柄はもちろん、脳の持ち主がそれを暗記したときの身体の状態やエピソード、以前に思い出したときの状況なども同時に記録されており、一緒に思い出されます。思い出す際には、また新たな情報が書き加わり記憶されます。もはや思い出すたびに一から作り直しているといっても過言ではありません。

記憶は、大きく分けると、言葉には表せない無意識な潜在記憶（非陳述記憶ともいう）と、言葉に表せる顕在記憶（陳述記憶ともいう）の2つに分類できます。

潜在記憶には、例えば一度自転車に乗れるようになると生涯忘れないといったようないわゆる「身体で覚えている」記憶があり、これを手続き記憶といいます。また、「たこ焼き、道頓堀、吉本新喜劇」という言葉を見た後に「大○」という文字を見ると、私たちは無意識のうちに○の中に「阪」の字を思い浮かべてしまいます。これはプライミング記憶といって、直前の体験が記憶にも作用してしまう面白い例です。

顕在記憶には、年号や数学の公式のような、揺るぎない事実に対する記憶である「意味記憶」と、あのときああだったなぁという記憶、すなわち「エピソード記憶」があります。エピソード記憶は、人間と一部の動物でしか存在を確認されていません。これが不思議なもので、思い出す際には自分の姿も入った第三者の目で思い出されることが多いことからも、記憶というものがつくられたニセモノであることがよくわかります。

子供時代に苦くて嫌っていた食べ物を、大人になってから食べたときに美味しいと感じることがあります。例えばコーヒーやビールなどは本来苦くて飲めたものではありませんが、それを飲んだときの楽しい記憶や高揚感も一緒に記憶されているために、それを好きになってしまう現象が知られています。これは、「条件付き好み」と呼ばれる現象です。①いわゆる思い出補正というやつです。

この反応の変化は、「パブロフの犬」で知られる実験で一躍有名になった「レスポンデント条件付け」という現象で説明することができます。ロシアの科学者パブロフは、イヌがエサを与えられるたびにベルを鳴らすことで、イヌがベルの音を聞くだけで唾液を出すようになったということを発見したという話です。

この現象は脳が、エサという刺激とベルが鳴るという刺激を関連づけて記憶しているために起こります。これはあくまで、脳が勝手にやってしまうもので、意識してそうしないようにしたとしても抗えないものなのです。

この性質をうまく利用すれば、苦手な食べ物を好きになるためには、色々なシチュエーションで繰り返し食べることが重要といえます。逆に、あんなに好きだったものも、一度食中毒になってしまえば、見るのも嫌になる、ということもあり得ます。このことからも私たちの好き・嫌いの記憶が、いかに曖昧で柔軟なものかをうかがい知ることができます。

① Cornelis MC, van Dam RM. Genetic determinants of liking and intake of coffee and other bitter foods and beverages. 2021; Sci. Rep. 11, 23845.

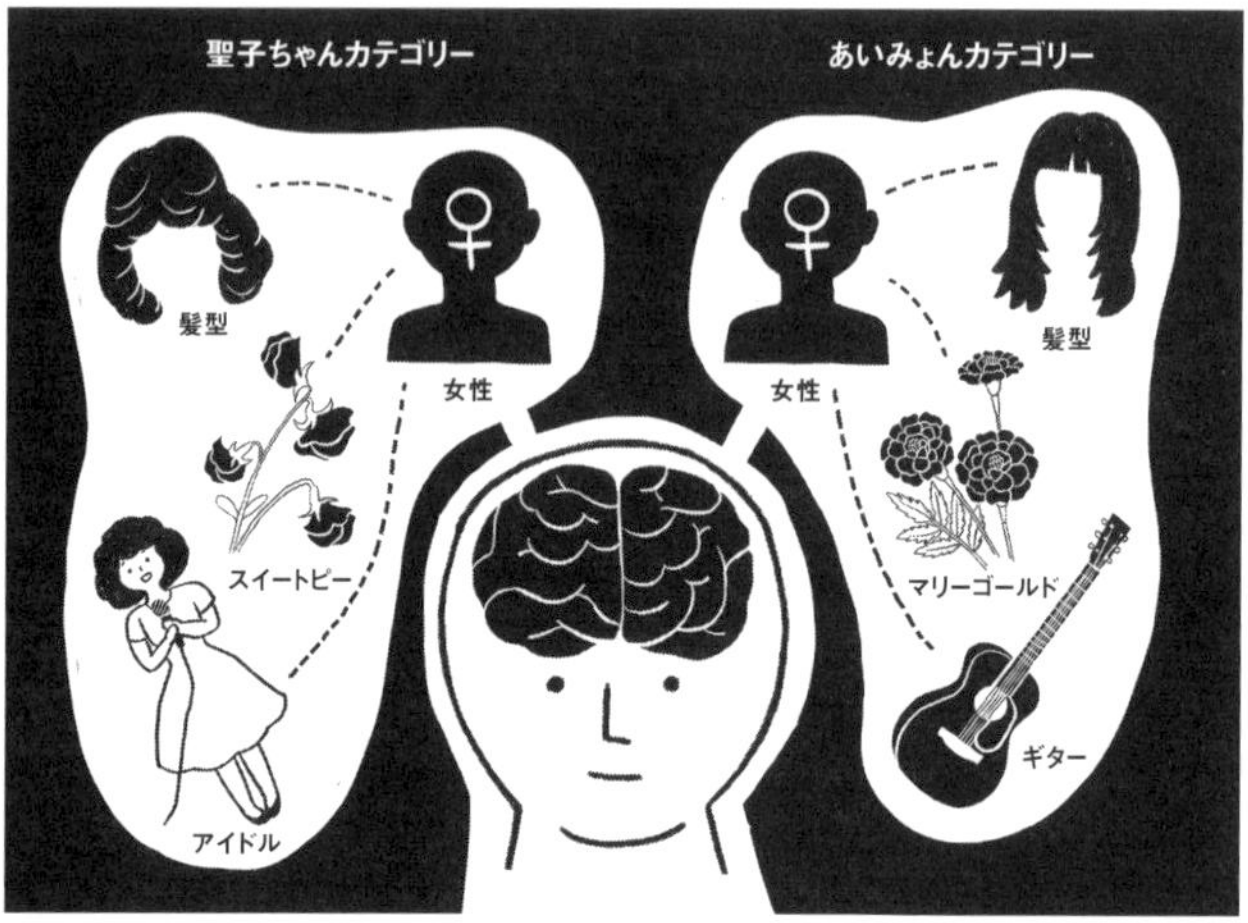

このように、記憶は簡単に改竄《かいざん》され、忘却され、ありもしない記憶がつくられることもしょっちゅうなのです。それを踏まえて、記憶についての最新の研究を見ていきましょう。

記憶の仕方ってちょっと不思議

そもそも、記憶の保存の仕方ってちょっとユニークだと思いませんか。なかなか固有名詞は覚えられないけど、「ほら、あの、女性歌手で、髪型が特徴的で、マリーゴールド」とくれば、あいみょんのことだとわかります。一方、「女性歌手で、髪型が特徴的で、スイートピー」なら松田聖子ですよね。このように私たちは細部をそのまま記憶するのではなく、関連する事実をカテゴリーに分解して記憶しているようです。

エピソード記憶も不思議で、私たちの経験は本来連続的なものであるのに対して、TVドラマのようにシーズンいくつの第何話とでもいうように、始まりから終わりまでの短い塊として記憶しています。余談ですが、その物語の記憶が一貫しているので、「連続した自己＝私」というものを感じていますが、昨日の私と今日の私が同じ「私」であるという保証はどこにもありませんよね。

シーダーズ・サイナイの研究者たちは、脳の中には、連続した意識的な経験を物語のチャプターのように独立した連続的なイベントとして分割する役割を持つ2種類の脳細胞を発見し、私たちの記憶が塊として分けて保持されている理由や、その時間的なつながりや前後関係がわからなくなる理由を明らかにしました。①

この研究では、外科手術で脳に電極を挿入されたてんかん患者の同意のもと、状況に変化があるものの映画のシーンが継続しているソフトな場面の切り替えと、

① Zheng J, et al. Neurons detect cognitive boundaries to structure episodic memories in humans. Nat Neurosci. 2022; 25: 358-368.

映画の場面がはっきりと切り替わるハードな境界線と2つの場面がある映画を見せ、その間の脳活動を記録しました。このように場面の切り替えが曖昧なものと明確なものを見せることで「あ、今切り替わった」と気づく、いわゆる「認知の境界線」を測ろうというのです。

その結果、脳には、ソフトな切り替えとハードな場面転換の両方に反応する境界細胞とハードな場面転換にのみ応答するイベント細胞という2種類の細胞があることが判明しました。次に、被験者に実験中に見た映画の中の一場面の静止画像を見せ、どっちの画像を先に見たかを問うテストも実施しました。その結果、境界細胞とイベント細胞こそが記憶を塊にし、いつどこにどんな情報があったかというインデックス作成に関与していることが示唆されました。

また、イベント細胞は、学習時など集中したときに発生する脳波であるシータ波と共に活性化すると、見た映像の順番をより正確に記憶できることが明らかになりました。

以上の結果をまとめると、記憶の時間的順番の確立にイベント細胞が役立ち、境界細胞が記憶の内容の認識に関与すると結論づけられました。

覚えるより忘れる方が大変

ではどうして私たちは記憶をひと塊として認識してしまうのでしょうか。記憶は思い出すたびにつくり変えられるといっても過言ではありません。思い出したときの状況なども含めてもう一度記憶されてしまうからです。一度覚えてしまったら最後、思い出さなくなるまで記憶は残り続けます。とはいえ、思い出さないのは困難です。なぜなら、記憶は関連する出来事や知識と一緒に保存されているので、別のことを思い出すついでに忘れかけていたことも蘇ってしまうことがあるからです。一度嫌な印象を持ってしまうとそれを払拭するのが難しいのはそのためです。風評被害も、この「関連づけて思い出す」という脳の性質のために起こることです。身近な例でも、飲食店の口コミや友達の悪口など、初めて耳にしたことでも一度レッテル貼りしてしまうとその記憶を消し去ることは難しく、別の新しい記憶で上書きするよりほかありません。したがって、悪評を流すというのはとても良くないことだとわかりますね。絶対にやめましょう。それくらい忘れるのは難しいのです。

実際、テキサス大学オースティン校の研究者らは、覚えることよりも忘れることの方がエネルギーを使うということを示しました。①　被験者が一生懸命忘れようとしているときの脳活動を、機能的MRIを用いて測定したところ、覚えるときよりもより激しく反応していることが明らかとなりました。つまり、覚えるよりも忘れることの方がエネルギーを必要としていたのです。

しかし、いくら忘れたいからといって、忘れようとする意識が強すぎると、逆に注意が向けられて記憶が強化されてしまうといいます。一方で、忘れる努力を怠ると、いつまで経ってもトラウマや苦い思い出を修正できません。つまり、ほどほどの意識レベルでいることで、記憶を修正したり変形させたりすることができるのです。

嫌なことがあった日には、嫌なことをグルグルと考え続けるのも良くないですし、すぐフテ寝してしまったりするのも良くありません。軽く運動したり、美味しいものを食べたりすることで、嫌な記憶が定着することを防げるのかもしれません。

① Wang, T. H., Placek, K. & Lewis-Peacock, J. A. More Is Less: Increased Processing of Unwanted Memories Facilitates Forgetting. J Neurosci. Off. J. 2019; Soc. Neurosci. 39; 3551-3560.

脳は身体の免疫反応を「記憶」している

満員電車の中や、会議のプレゼン前に必ずお腹が痛くなったりすることがあります。「気の持ちよう」と言ってしまえばそれまでですが、これもどうやら記憶と深い関連がありそうです。

イスラエル工科大学で行われたマウスを用いた研究によって、身体の生理的な状態を感じることを司る脳領域である「島皮質《とうひしつ》」が免疫に関連する情報を保存していることが明らかになりました。①

研究者たちは、薬剤を用いてマウスに大腸炎や腹膜炎などの炎症を起こさせ、脳の反応を調査しました。その結果、島皮質の神経活動が活発になっていることを発見したのです。その後マウスが健康になったときに、これらのニューロンを遺伝子操作技術を用いて人工的に活性化させると、炎症が再び同じ場所に発生しました。

また、炎症を記憶するこれらのニューロン群の活動を抑制すると、すぐに炎症が収まったともいいます。脳が病気を記憶することで、似たような状況に遭遇し

① Koren T. et al. Insular cortex neurons encode and retrieve specific immune responses. Cell. 2021; 184: 5902-5915.e17.

た際に免疫を先行して活性化させることが生存に有利に働いたと考えられます。

病は気からとはよくいいますが、脳がそれをコントロールしているとは驚きです。かといって、気合や根性でどうにかなるわけではないということも納得です。

負荷がかかったときの脳

メンタルの不調は「脳の働きすぎ」

肉体的な不調の話が出たので精神的な不調についても触れましょう。ニューロンは、電気的な信号によって情報をやり取りしていますが、その情報の実態は、神経伝達物質と呼ばれる化学物質です。わざわざ電気信号を化学物質に置き換えて伝達するなんて効率が悪いように思えますが、化学物質に一旦置き換えることで情報の質を変えることができるのです。

例えば、グルタミン酸と呼ばれる神経伝達物質は、信号を受け取ったニューロンを活性化する作用がありますが、それがいつまでも取り除かれなければ、いつまでも興奮が伝わってしまい、てんかんの発作を起こしてしまいます。したがって、一旦放出されたグルタミン酸は速やかに取り除く必要があります。

脳の中には、電気信号や神経伝達物質を使った速い信号伝達を行うニューロン以外にも、グリア細胞と呼ばれる脳細胞が存在しています。その中でもアストロサイトは、このグルタミン酸の回収とリサイクルを主に取りまとめている細胞で、脳の健康を守り支えています。

最近では、精神疾患や認知症を含む色々な疾患がこのアストロサイトの機能不全であることがわかり始めています。

メンタルの不調というと、気合が足りないだとか、甘えだと言われることが多く、怠けていると思われるのが嫌でなかなか言い出せないということもあるようです。しかし、最近の研究では、むしろメンタルの不調を抱えている人は、怠けているどころか、脳が過剰に働きすぎているといいます。

つまり、過去への後悔や未来への不安でグルグル思考が止まらない状態で、脳疲労を起こしているというのです。脳は、単に睡眠を取るだけでは休まりません。このような過去や未来に対する思考を手放し「今ここ」に目を向けることが大事だといわれています。

フランスの研究チームは、実際、精神的疲労が脳の前頭前野に蓄積されたグルタミン酸に関連していることを研究により明らかにしました。① 研究では、難しいテストを行ったグループの脳内グルタミン酸濃度が高く、疲労の指標が見られましたが、簡単なテストを行ったグループではそのような疲労のパターンは見られませんでした。

ここからは私の考えですが、恐らくグルタミン酸が蓄積してしまうことの裏には、アストロサイトが機能不全になっていることがあると考えられます。残念ながら、人間でアストロサイトの活動を評価する脳測定法はまだ開発されていません。しかし、もしアストロサイトの機能を回復することができれば、このような脳疲労も回復するのではないかと期待しています。

心停止後、脳では何が起こるのか？

病気や疲労など肉体的・精神的負荷がかかったときの脳のお話を紹介してきましたが、では人が死ぬときには脳では何が起こるのでしょうか。

死ぬ間際には走馬灯のように記憶がフラッシュバックしたり、臨死体験をした

① Wiehler A., Branzoli, F., Adanyeguh, I., Mochel, F. & Pessiglione, M. A neuro-metabolic account of why daylong cognitive work alters the control of economic decisions. Curr Biol. 2022; 32: 3564-3575.e5.

りするといわれており、真面目に研究がなされています。しかし、人がいつ亡くなるかを完全に予期することは難しく、死の間際の脳活動を科学的に検証するのは困難でした。

最新の研究では、てんかん治療のために脳活動を記録していた87歳の患者が予期せず心臓発作で亡くなり、心臓停止の30秒前後の脳活動を記録する貴重なチャンスを得たといいます。① その記録された脳波からは、夢を見たり、記憶を呼び起こしたり、瞑想したりするときと同じガンマ波と呼ばれる神経活動が促進されることが報告されました。ガンマ波は高次の認知機能と関連し、集中、夢想、瞑想、記憶の検索、情報処理などで活発になるため、死の間際には、夢を見たり、過去の記憶を呼び覚ましたりといった体験をするのではないかと議論の的になりました。

一方で、その解釈にはいくつかの疑問が提起されています。② この研究では心停止後のガンマ波の振幅の絶対値は確かに減少していましたが、アルファ波、ベー

---

① Vicente R, et al. Enhanced Interplay of Neuronal Coherence and Coupling in the Dying Human Brain. Front. Aging Neurosci. 2022; 14: 813531.

② Greyson B., van Lommel, P. & Fenwick, P. Commentary: Enhanced Interplay of Neuronal Coherence and Coupling in the Dying Human Brain. Front Aging Neurosci. 2022; 14.

タ波、デルタ波など他の脳波の周波数帯域の振幅の減少の仕方と比較すると、相対的に増えているに過ぎないと指摘されています。また、このようにガンマ波の減少が他と比べて緩やかであった原因については不確実性があり、筋肉の収縮の影響が否定できないといいます。

さらに、心停止の定義にも問題があり、実際には心停止が起きていない状態で脳波の変化が観察されていた懸念もあります。通常、心停止から約8秒後には脳活動の減少が始まり、約18秒後には脳活動がほぼ消失し、脳波が電気的に平坦になることが報告されています。これは、心停止が起こると血流が途絶え、酸素や栄養が脳に供給されなくなるため、脳の活動が急速に減少することを示しています。しかしながら、この研究では、心停止後も脳波の変化が観察されると主張しており、過去の研究や臨床経験とは矛盾しています。もしこの研究の結果が本当だとしたら、それは興味深いものであり、今後の研究が必要です。

明日からできる頭が良くなる学習法

知っておくとお得な脳知識

さて、少し暗い話題が続きましたが、ここからは脳科学的に考える頭が良くなる学習法について最新の研究から学んでいきましょう。

まず記憶には、短期記憶と長期記憶の2種類があります。これまで取り扱ってきたのは長期記憶です。一方の短期記憶は、ちょっとの間記憶しておくメモのようなもので、放っておけば数秒後には綺麗さっぱり忘れている類の記憶です。

私たちは、様々な経験を通して、まず短期記憶を形成しますが、その中でも特に重要なものは、長期記憶へと変換して忘れないようにしています。ちょっと電話するために覚えた病院の電話番号はすぐ忘れますが、自宅の電話番号を忘れないのはそのためです。

短期記憶から長期記憶への移行には、睡眠が欠かせないといわれています。一夜漬けの知識が役に立たないといわれているのはそのためです。試験前にわっと詰め込んだ方が効率がいいと考えがちですが、これまで学んできた脳の性質を知れば、効率的な学習法には、しっかり休むことと、関連する情報を一緒に覚えること、その2つが重要だと気付いたはずです。

実際、アイオワ州立大学の研究者たちが行った研究によれば、効果的な学習法には、「間隔をあけること」と「検索練習」の2つが挙げられるそうです。① 1日〜数日の適度な間隔で学習することにより、前回の内容を思い出す過程が記憶を増強させる効果をもたらすといいます。この結果は、スキルの上達は練習中ではなく、休憩中に起こることを示したアメリカの国立衛生研究所の研究②とも矛盾がありません。

一方、検索練習は、学習した内容をアクティブに思い出すことで、記憶を強化し、長期記憶に定着させる手法です。例えば、問題を解いたり、自分で問題を作成したり、学んだ内容を他人に説明したりすることが検索練習にあたります。このようなアクティブな方法で学習内容を思い出すことで、記憶がより確実に定着

① Carpenter S. K., Pan, S. C. & Butler, A. C. The science of effective learning with spacing and retrieval practice. Nat Rev. Psychol. 2022; 1: 496-511.

② Buch, E. R., Claudino, L., Quentin, R., Bönstrup, M. & Cohen, L. G. Consolidation of human skill linked to waking hippocampo-neocortical replay. Cell Rep. 2021; 35.

し、長期間保持されやすくなるといいます。

また、カリフォルニア大学の研究者によれば、異なる環境や時間で学習を行うことで、複数の文脈と関連づけられた記憶が形成され、思い出しやすくなるそうです。③ なぜなら、記憶は出来事だけでなく、そのときの精神状態や感情とも密接に関連しており、これが記憶検索において重要な役割を果たしているからです。また、学習時と同じ状況や気分で思い出そうとすることでも、記憶力を高める効果があるといいます。

実際の勉強に役立ちそうな研究を紹介しましょう。「英単語は声に出して覚える」という鉄則はよく聞きますが、スペインの認知・脳・言語に関するバスクリナリーセンターの研究によれば、外国語の単語学習において、発音を聞いた直後に声に出すのではなく、脳が単語の音を処理する時間（約4秒）を待つことが効果的であるそうです。④ これは新しい単語を聞いた直後は脳がその単語の理解に全力を尽くすため、認知リソースが分散され、学習効果が低下することが原因

③ Yonelinas, A. P., Ranganath, C., Ekstrom, A. D. & Wiltgen, B. J. A contextual binding theory of episodic memory: systems consolidation reconsidered. Nat. Rev. Neurosci. 20, 364-375 (2019).

④ Kapnoula, E. C. & Samuel, A. G. Wait long and prosper! Delaying production alleviates its detrimental effect on word learning. Lang. Cogn. Neurosci. 0, 1-21 (2022).

であると考えられています。単語を聞いてから4秒ほど待って声に出す場合、脳が新しい単語の理解を完了させ、認知リソースに余裕ができるため、学習効果が低下しないとのことです。

ほかにもあります。面白いことに、モナシュ大学の研究によると、数字は「縦」に並べた方が脳は素早く処理できるのだそうです。⑤　1から9までの数字のペアをモニターに映し出し、参加者がジョイスティックを使って大きい方の数字を指示する方法で、異なる数字配置の処理速度を調べる実験が行われました。その結果、大きい数字が上にあるとき、参加者は他のどのような数字の配置よりもはるかに速く反応しました。これは、私たちの脳における数直線が実際には下（小さい数）から上（大きい数）に向かっていることを示唆しています。

また兵庫医科大学の研究チームは、息を吸う瞬間に集中力・注意力が途切れ、その結果、記憶力や判断力など、様々な認知機能の低下を引き起こすことを、機能的MRIを用いた研究から明らかにしました。⑥　実験結果から、息を吸う瞬間

⑤ Greenacre L., Garcia, J. E., Chan, E., Howard, S. R. & Dyer, A. G. Vertical versus horizontal Spatial-Numerical Associations (SNA): A processing advantage for the vertical dimension. PLOS ONE, 2022; 17: e0262559.

⑥ Nakamura, N. H., Fukunaga, M., Yamamoto, T., Sadato, N. & Oku, Y. Respiration-timing-dependent changes in activation of neural substrates during cognitive processes. Cereb Cortex Commun. 2022; 3: tgac038.

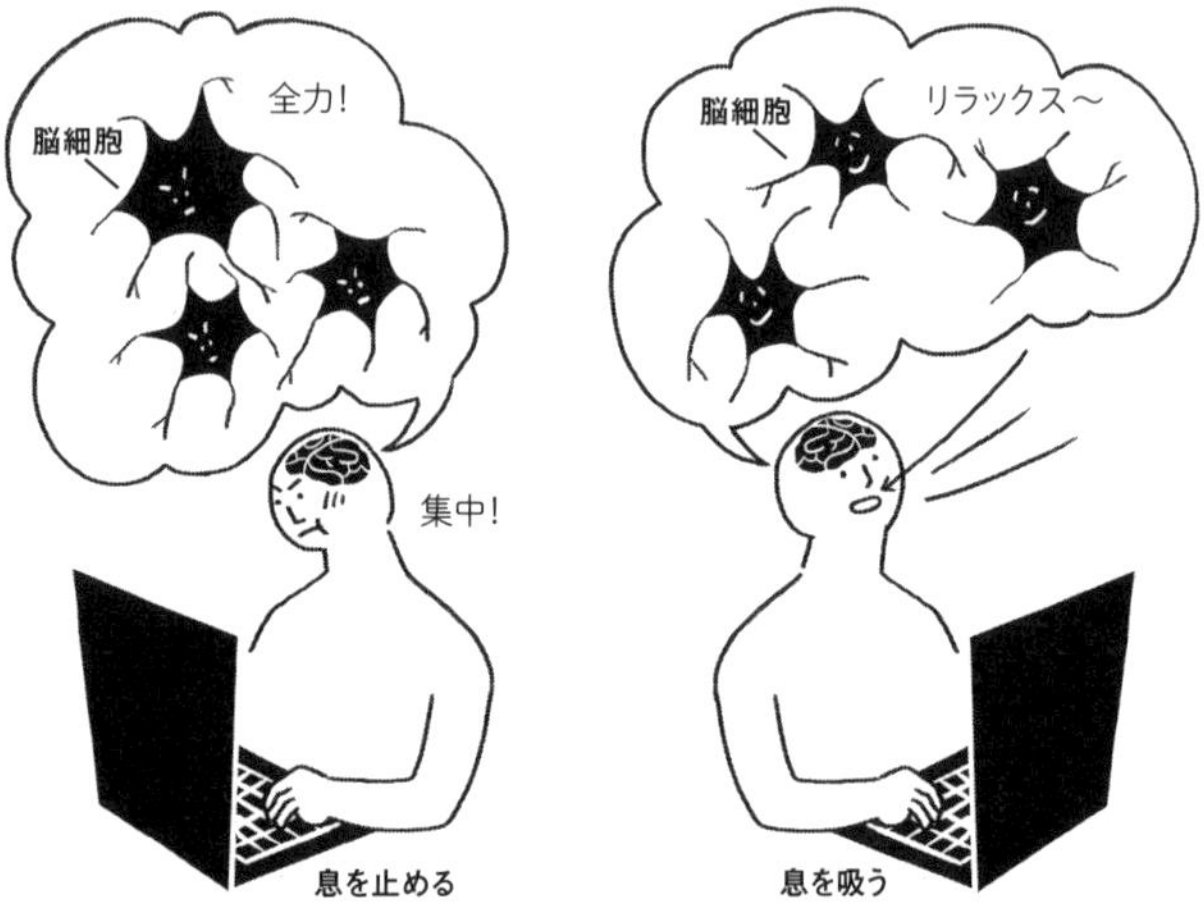

に、「集中力の低下」を示す右側頭頭頂接合部、右中前頭回、背内側前頭前皮質など特定の脳領域での活動の低下が判明しました。この発見は、新しい呼吸法の研究に役立つ可能性があります。例えば、「息を吸わなければ集中力が途切れない」や「重要な瞬間では息を吸うのではなく、息を吐いておくとよい」などの方法が提案されるかもしれません。呼吸と集中力の関係性は、人間の活動に関わる重要な要素であり、今後さらに注目される分野となるでしょう。

一方で、集中力が途切れるのも悪いことばかりではないのかもしれません。M

ＩＴの研究者たちは、集中力が途切れることが学習や創造性に役立つ場合があることを明らかにしました。⑦ 研究の結果、集中力が途切れた瞬間に注意範囲が拡大し、隠れたパターンに気づくことができることがわかりました。また、集中力を失う頻度が高い人ほどパターンに気づきやすいことも判明しました。これは集中と脱集中の組み合わせがアイディアや創造性を発揮する上で重要であると考えられます。したがって、集中力が途切れた際に脳をリラックスさせ、散歩やシャワーなどで学習内容を振り返ることが効率的な学習法であるといえます。

⑦ Decker, A., Dubois, M., Duncan, K. & Finn, A. S. Pay attention and you might miss it: Greater learning during attentional lapses. Psychon Bull Rev. 2022; doi:10.3758/s13423-022-02226-6.

脳をだます

そのやる気、本気？

いくら勉強に役立つ知識を知っていてもやる気がなければどうにもなりません。やる気も脳と密接な関係にあります。

行動の意欲、すなわち「やる気」は、私たちの日常生活の全ての活動、仕事、学習、スポーツなどを支える重要な要素であり、その意欲レベルが行動の結果を決定します。期待される報酬が大きいと意欲が上がる一方で、労力や時間など、報酬を得るためのコストが大きいと逆に意欲は下がる傾向にあります。

報酬とコストを天秤にかけて、実際にその行動をするかどうかの計算には、脳内伝達物質の一種であるドーパミンが関与していると考えられています。つまり、よりドーパミンを多く受け取れる方がやる気がわいてくるといえます。したがって、脳の中でドーパミンを受け取るための受容体が意欲と密接に関わっているのです。ドーパミン受容体にはＤ１とＤ２の２つの型があることが知られています。

どちらの受容体も薬（阻害剤）でその働きを阻害してやると、意欲が下がることが動物実験でも確認されています。

日本の量子科学技術研究開発機構の研究者たちは、ドーパミンの受容体が報酬と「労力コスト」「時間コスト」を天秤にかけてやる気を出させる2つの仕組みに関与していることを明らかにしました。① 実験では、サルにバーを握る行動と報酬（ジュース）の関連を学習させ、その後、報酬の量、必要な行動の回数（労力コスト）、報酬を得るまでの待ち時間（時間コスト）を様々に変えて行動を観察しました。結果として、コストが大きく報酬が少ないとサルは行動を諦める傾向があることが確認されました。

次に、D1受容体（D1R）とD2受容体（D2R）を遮断する2種類の薬を与え、同じ実験を行いました。その結果、D1RやD2Rを個別にブロック（遮断）すると、もらえるご褒美（報酬）の嬉しさが少なくなり、また、待ち時間が長いともらえるご褒美の価値が下がる（遅延割引）と感じる傾向が強くなることがわかりました。また、D2Rをブロックすると、必要な労力が大きいと感じた場合、その労力に対する報酬の価値が下がる（仕事量割引）と感じやすくなるこ

① Hori Y, et al. D1- and D2-like receptors differentially mediate the effects of dopaminergic transmission on cost-benefit evaluation and motivation in monkeys. PLOS Biol. 2021; 19: e3001055.

とが判明しました。さらに、D1RとD2Rを同時にブロックすると、待ち時間が長いほど報酬の価値が大幅に下がるような相乗効果が得られましたが、逆に労力が大きい場合の報酬の価値の下がり方はそれほど大きくならない効果が得られることが明らかになりました。

「やる気」の研究はほかにもあります。大阪大学の研究②によれば、自分の顔を見ることがやる気を出すことにつながるそうです。意識できないほど瞬間的、すなわちサブリミナルに表示されたときでさえ、やる気を引き出すドーパミンを放出する脳部位である「腹側被蓋野《ふくそくひがいや》」が活性化するそうです。逆に他人の顔が表示された際には、新情報に対応する扁桃体《へんとうたい》が活性化していたそうです。そもそものような脳の働きは、自分の顔を他人の顔よりも素早く認識する現象「自己顔の優位効果」として知られていました。さらに、研究では、美容フィルターを使った自己顔の変化が腹側被蓋野の活動に影響しないことも確認されていて、自己顔と他者顔の無意識的区別は、顔の形状全体よりも、目や鼻などのパーツに基づいている可能性を示しています。ひょっとしたら、やる気が起きない時は、自分の

② Ota C & Nakano T. Self-Face Activates the Dopamine Reward Pathway without Awareness. Cereb Cortex. 2021; 31: 4420-4426.

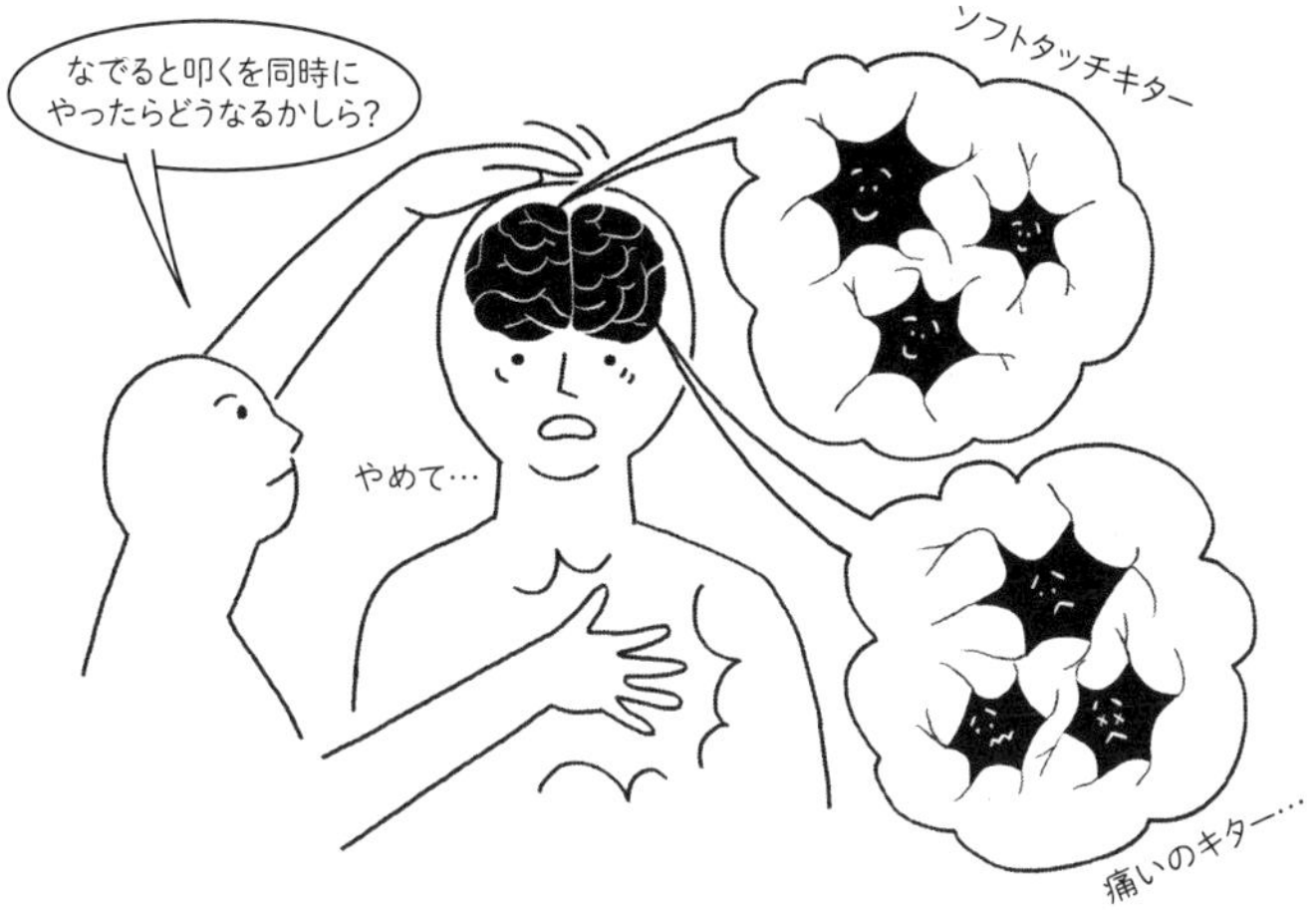

顔を見るだけでやる気がわいてくるのかもしれません。

また、ワシントン大学医学部の科学者たちの研究によれば、我々が感じる心地よいタッチの感覚、例えば抱きしめたり、手をつないだり、なでられたりするときの感覚は特定の神経回路と化学伝達物質である神経ペプチドによって脳に伝えられるそうです。③ 心地よいタッチを感じる能力は、プロキネチシン2（PROK2）と呼ばれる神経ペプチドによって制御されていることが判明しました。マウスの遺伝子を操作し、PROK2の遺伝子やそれが働きかける受

③ Liu B, et al. Molecular and neural basis of pleasant touch sensation. Science.2022; 376: 483-491.

け手（PROKR2）の遺伝子を失ったマウスは、他のマウスになでられてもそれが心地よいと感じることができなくなりました。さらに、これらのマウスは他のマウスとの社会的な関係を築くことが難しくなり、ストレスに対しても脆弱《ぜいじゃく》になっていました。また、優しいタッチは痛みや痒みなどの他の感覚とは異なる神経回路を通じて伝えられていることがわかりました。

痛いの痛いの飛んでけ

脳をだます仕組みを利用しているのは、モチベーション管理の分野だけではありません。痛みを感じる機能も脳が司っているため、医療の分野でもその仕組みは利用されています。

子供の頃、怪我をした時に大人が「痛いの痛いの飛んでけ～」と言って痛いところをさすってくれたらなんだか痛みが減ったような気がするという経験をしたことがある人も多いのではないでしょうか。これも結局脳をだましているに過ぎません。痛みや恐怖を過剰に感じるのも、脳の性質のひとつですが、逆にいえば、痛みを軽減することだってできるのです。

ベス・イスラエル・ディーコネス・メディカル・センターの研究者たちは、バーチャルリアリティ（VR）が手の手術中の鎮静剤の使用量を減らし、回復に必要な時間を短縮するのに役立つことを明らかにしました。① 手の手術は、しばしば鎮静剤を使って患者の不安を軽減することが一般的ですが、鎮静剤を使いすぎると危険な副作用が出る可能性があります。この研究ではVRによって患者の不安や緊張を和らげることで、手術をリラックスして受けられるようにしたと考えられます。一方、手術の満足度や、手術後の痛みの程度などは、VRを使ったグループでも用いなかったグループでも大きな差はありませんでした。これは、VRが手術の結果そのものには影響を与えていないということを示しています。

そもそも私たちが痛いと感じたとき、自然とその部分をさすったり、こすったりするのはなぜでしょうか。それは触覚による刺激が、一時的に痛みを和らげる作用を持つからということがわかりました。

MITの研究者たちは、マウスを用いた研究から、触覚が脳内で痛覚を制御し、

① Faruki AA, et al. Virtual reality immersion compared to monitored anesthesia care for hand surgery: A randomized controlled trial. PLOS ONE. 2022; 17: e0272030.

痛みを減らしている可能性を示しました。②　マウスがヒゲの動きを感じているときは、痛みを感じにくくなるというのです。また、触覚信号が痛みの信号を制御する特定の脳の経路を通ることも明らかにしました。つまり、触覚信号が発生すると、この経路への信号が干渉され、痛みを感じる脳の部分の反応が鈍くなるというのです。研究者たちは、この仕組みが人間にも存在し、私たちの脳も触覚を使って痛みを制御している可能性があると考えています。

痛みの緩和には他にもあります。懐かしさや切なさは、時に心地よいものとして感じられることがありますが、中国の研究者たちは、この「懐かしさ」が痛みをも和らげる力を持っていて、その力は脳の中の特定の部分に関係しているということを明らかにしました。③　被験者に懐かしい画像（子供の頃の物や風景）を見てもらいながら、腕に少し痛い熱をあてるという実験を行いました。その結果、懐かしい画像を見ているときには、その熱の痛みがちょっと和らいだそうです。さらにその間、情報を統合する重要な役割を持っている脳の視床という部分が活発に働いていることも明らかになりました。したがって、痛みがあるときに

② Lu J, et al. Somatosensory cortical signature of facial nociception and vibrotactile touch-induced analgesia. Sci Adv. 2022; 8: eabn6530.

③ Zhang, M, et al. Thalamocortical Mechanisms for Nostalgia-Induced Analgesia. J Neurosci. 2022; 42: 2963-2972.

は、懐かしい写真を見ることで痛みの感じ方を和らげられるのです。

また痛みを感じた際に思わず手をブンブン振り回したり、転げ回ったりした経験もあるのではないでしょうか。痛みを感じたときに自然と身体を動かす行動は、私たちの脳が痛みを緩和しようとする本能からくるものです。不思議なことに、私たちの筋肉の意識的な動きを制御する脳部位である運動野を電気や磁気で刺激することでも痛みが和らぐことが知られています。しかしなぜこのようなことが起きるのか、そのメカニズムはあまり理解されていませんでした。

ハイデルベルク医科大学の研究グループは、運動皮質の特定の神経経路が、脳の感情中枢と間接的につながっていること、また、痛みに関連する情報と感情の両方を直接的に活性化して処理し、痛みの感覚を低減させることを、マウスを用いた研究から明らかにしました。④ 痛みを感じたときに身体を動かすのは、脳が本来持っている鎮痛作用を引き出すための「儀式」のようなものなのです。したがって、激しい痛みを感じたときには身体を活発に動かすことが、運動野を活性化し、痛みを和らげるために有効なのです。

④ Gan Z, et al. Layer-specific pain relief pathways originating from primary motor cortex. Science.2022; 378: 1336-1343.

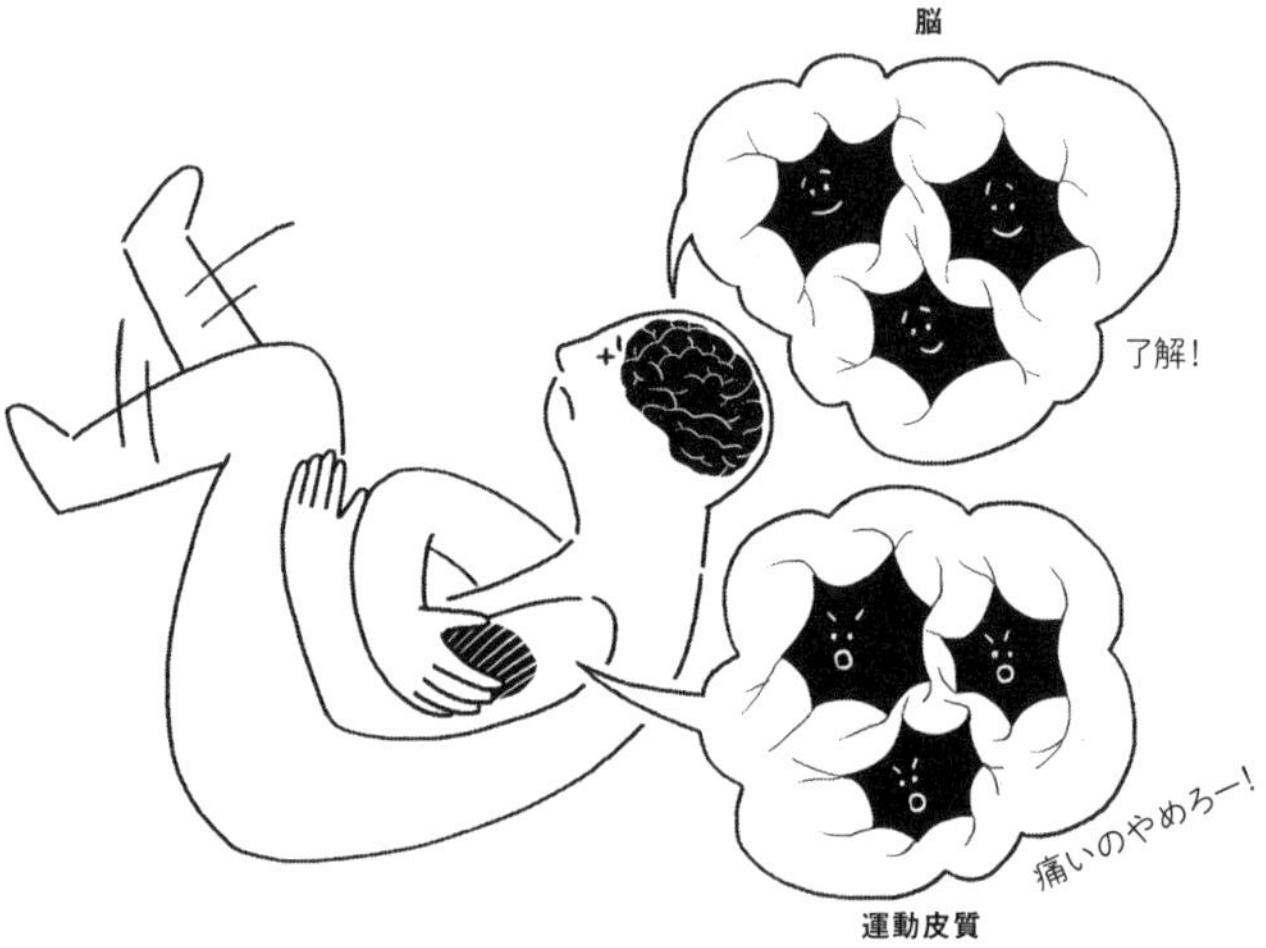

痛みと無関係な部位をバタつかせても痛みの緩和になる。

ブラックな脳科学

ネガティブな気分

さて、ここからは少しブラックな脳のお話。

昔は、依存症になってしまったり、風邪をひいて具合が悪くなってしまったり、メンタルを病んでしまったりすることなどは、気持ちの問題、気合や根性で乗り切るものと考えられてきました。しかしながら、これらのネガティブな症状も、やはり脳で起きている現象であることが次々と明らかになってきています。つまり、気合や根性といった精神論で乗り切れるものではなく、脳という臓器の不調だと捉えて、専門的な治療を行う必要があるということです。

例えば、「窃盗症」は、自分自身の「盗みたい」という衝動を抑えることができず、その結果、万引きを繰り返してしまう病気ですが、その具体的なメカニズムは長らく不明でした。

京都大学の研究チームは、窃盗症患者が、スーパーマーケットの商品など、盗むことに関連した物を見た場合に、健常者とは異なる視線のパターンや脳活動反応を示すことを明らかにしました。①　つまり、患者が見ている世界と健常者が見ている世界がそもそも異なっている可能性があるというのです。さらに、窃盗症は、特定の視覚的刺激に対して、「盗みたい」という衝動を感じるような脳の構造になってしまっている可能性があります。これは薬物依存やアルコール依存、ゲーム依存やギャンブル依存等の行動嗜癖《しへき》と同様、自分の意思ではどうにもならない脳の疾患であることを裏付けています。

またロックフェラー大学の研究によれば、私たちが感じる「具合が悪い」状態、つまり悪寒、発熱、痛み、疲れなど「疾病《しっぺい》行動」と総称される感染症にかかった際の症状が、実は脳の特定の回路によって生成されている可能性がありま す。②　バクテリアから産生されるリポポリサッカライド（ＬＰＳ）という物質は、強力に疾病行動を引き起こすことで知られています。マウスにＬＰＳを投与する

① Asaoka Y., Won, M., Morita, T., Ishikawa, E. & Goto, Y. Distinct Situational Cue Processing in Individuals with Kleptomania: A Preliminary Study. Int J Neuropsychopharmacol. 2023; doi: 10.1093/ijnp/pyad005.

② Ilanges A, et al. Brainstem ADCYAP1+ neurons control multiple aspects of sickness behaviour. Nature. 2022; 609: 761-771.

と、脳幹の一部である孤束核や大脳皮質の一部である後頭葉領域が活性化することがわかりました。さらに、これらの脳領域を人工的に活性化すると、疾病行動と体温変化が再現されることがわかりました。逆に、これらの脳活動を阻害すると、LPSを投与しても疾病行動が起こりにくくなりました。これらの活性化した神経細胞の中には、ADCYAP1という物質を含んでいるニューロンを活性化するだけでもLPSが引き起こす反応を完全に再現できるものがあることがわかりました。逆にこれらのニューロンを阻害すると、LPSによる食欲不振や身体の機能停止などの反応が大幅に減少したのです。

このように「具合が悪い」「ダルい」という感覚さえ脳の一部のニューロンが引き起こしているというのは驚きです。これらの症状は、身体が病原体と戦うためのエネルギーを集中するため、身体を休ませる防衛反応とも考えられており、身体を守るために脳が頑張っている証拠ともいえます。

人間の行動は、目標を達成したり報酬を得るために行動を促進したりするシステムと、罰や損害を避けるために行動を抑制するシステムによって制御されていると考えられています。不安やうつ病の症状が強い人は、不確定な状況や新たな状況に対して行動が消極的になり、罰を避ける傾向が強まり、それが不安や抑うつなどのネガティブな感情につながることが多いのです。

量子科学技術研究開発機構の研究グループは、罰を避ける傾向の強い人々は、前頭葉の脳機能ネットワーク（負の感情を制御する部分）の活動が弱く、また「セロトニン2A受容体」の密度が低いことを発見しました。③ セロトニンは、私たちの感情を安定させる神経伝達物質で、そのレベルが低いと不安や抑うつを引き起こす可能性があります。このことは、セロトニン神経伝達の機能を調節する薬剤が、これらの症状を緩和するのに有効であることの証明にもなります。これは、不安やうつ症状を抱える人々が行動を抑制してしまい、何も始められなかったり助けを求められなかったりする原因が、脳内のこのシステムの働きにある可能性を示しています。

一方で、どんなにつらいことがあってもへこたれない人がいるのも確かです。そんな人の中には、つらいことや失敗したことがあってもそれを笑いに変えられ

③ Kojima K, et al. Brain 5-HT2A receptor binding and its neural network related to behavioral inhibition system. Brain Imaging Behav.2022: 16: 1337-1348.

る人がいます。お笑い芸人などは、失敗したら良いネタができたと言って喜ぶそうです。そのメンタリティは見習いたいものです。このような人たちの脳は普通の人たちとどう違っているのでしょうか？　自分の失敗や欠点を笑いに変えるような、自分自身を茶化すようなユーモアのことを自虐的ユーモアというそうです。自虐ネタをうまく使うには自分自身の特性や状況を正確に理解し、それを面白おかしく表現する能力が必要となります。

中国の研究者たちは、自虐的ユーモアを好む人々は、左眼窩前頭皮質という大脳の前部に位置し感情や意思決定に関わる重要な脳領域の体積が大きいことを明らかにしました。④

人間の思考法には、ある問題に対して集中して取り組みひとつの答えを導き出そうとする「収束的思考」と自由に発想して多様なアイディアを生み出す「拡散的思考」の2つの側面があります。

研究では、拡散的思考の能力が高い人々ほど、自虐的ユーモアを好み左眼窩前頭皮質の脳の灰白質の体積も大きくなることがわかりました。一方、拡散的思考の能力が低い人々では、この関係は弱かったといいます。

④ Zhang W, et al. Relationship between self-defeating humor and the Gray matter volume in the orbital frontal cortex: the moderating effect of divergent thinking. Brain Imaging Behav.2021; 15: 2168-2177.

何か問題にぶつかったときは、その解決法を一生懸命探そうとドツボにハマることよりも、何か自由に発想して、自分の置かれた状況を笑いに変えてみたりすると、思わぬところで解決法が見つかったりするものなのかもしれませんね。

仲良しだと思ってたのに…

マウスは高い社会性を持つ生物で、人間のように仲間を意識し、好きな相手と嫌いな相手を認識します。これにより、その行動パターンが大きく変わるのです。しかし、この社会性はどのような脳活動によって引き起こされているのか、詳しくはまだわかっていませんでした。

デューク大学の研究者たちは、社会性や友好度などの複雑な社会的行動をコントロールしている脳の特定の回路と神経活動パターンを発見しました。① このネットワークは、前辺縁皮質《ぜんへんえんひしつ》と扁桃体および腹側被蓋野から成るネットワークで、このネットワークを構成する神経細胞が、「シータ振動」と呼ばれる一定のリズムで活動すると、マウスはより社会的に行動するようになるというのです。さら

① Mague SD, et al. Brain-wide electrical dynamics encode individual appetitive social behavior. Neuron.2022; 110: 1728-1741.e7.

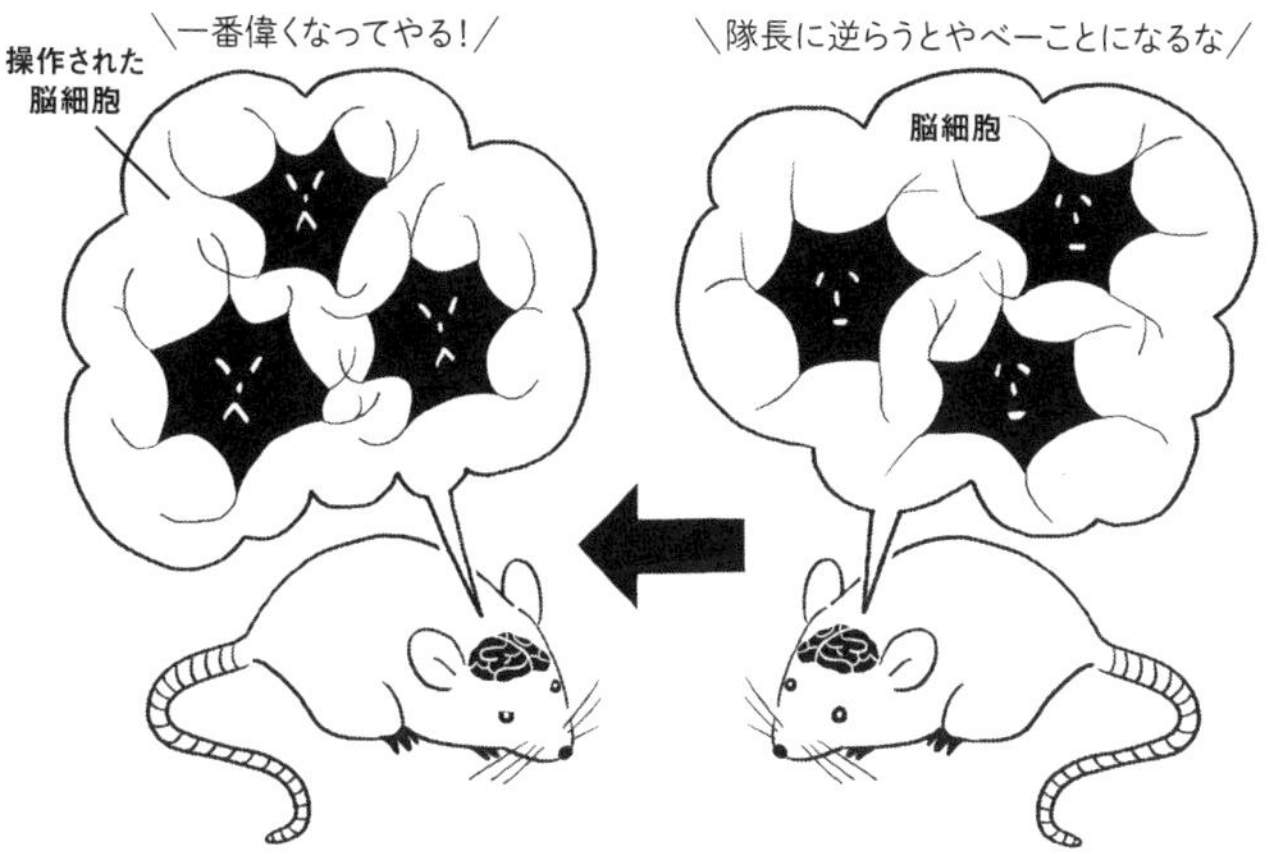

に、遺伝操作を用いて、この神経回路を強制的に活性化すると、マウスは興味を示さなかった相手に対しても体を寄せて友好的な態度を取るようになりました。

一方、自閉スペクトラム症を持つマウスでは、このシステムがうまく働かず、個々のマウスの社会的行動の違いを表すことができませんでした。これは自閉スペクトラム症の特性で、社会性が低下する傾向があることを反映しています。自閉スペクトラム症は細胞や遺伝子レベルの異常ではなく、神経ネットワークの異常に起因する可能性があるのです。

ハーバード大学の研究者たちは、マウスの社会的地位を把握し、それに基づいて適切な行動を決定する役割を果たす脳細胞を発見しました。②これらの細胞は前帯状皮質という脳の領域にあり、自身の地位を認識し、他のマウスの行動を追跡し、自身の将来の成功を予測します。

また、これらの細胞の活動を操作することでマウスの競争力が直接影響を受けることが示され、社会的序列や競争力が神経的な表現によって大きく影響を受けていることが明らかになりました。これらの細胞は、意欲や攻撃性とは独立して機能することも示されました。

あるマウスが平和的な競争で格下のマウスに負けることを強いられると、そのマウスの社会的地位が下がり、うつ病によく似た行動が見られるようになりますが、その後マウスが順位を取り戻すと、うつ病のような行動が緩和することが知られています。

浙江《せっこう》大学の研究者たちは、他のマウスに故意に負けさせられるような強制的な損失によって、予想した報酬と実際に得られた報酬が大きく食い違う「負の報酬

② Li SW. et al. Frontal neurons driving competitive behaviour and ecology of social groups. Nature.2022; 603: 661-666.

③ Fan Z, et al. Neural mechanism underlying depressive-like state associated with social status loss. Cell. 2023; 186: 560-576.e17.

の予測誤差」を引き起こすことを発見しました。③ この予測誤差は、脳の外側視床下部という部分を通じて、外側手綱核（ＬＨｂ）という脳の別の部分を強く刺激します。この部位は脳の「反報酬中枢」と呼ばれ、これが活性化すると、別の部位である内側前頭前皮質（ｍＰＦＣ）を抑制します。つまり、マウスが負けを余儀なくされて順位が下がると、脳は「手に入ると思っていたものを失った」と考えます。すると、脳の一部が活性化し、社会的競争を司る領域が阻害され、うつ病に似た行動をとるようになるのです。つまり、マウスが他のマウスに負けると、そのマウスの脳は「損をした」と認識し、その結果としてうつ病のような行動を引き起こします。そのため、社会的地位の喪失とうつ病行動は相互に影響を与えるのです。

社会性の例はほかにもあります。子育ての行動にはポジティブな行動とネガティブな行動があり、その両方を制御する神経経路が脳内に存在します。ハーバード大学の研究者たちは、視床下部という脳の一部に存在する「ウロコルチン―3（Ｕｃｎ３）」という物質を発現するニューロン「PeFAUcn3」が、乳児に対する

④ Autry AE, et al. Urocortin-3 neurons in the mouse perifornical area promote infant-directed neglect and aggression. eLife.2021; 10: e64680.

攻撃行動時に活性化することを発見しました。④　また、この「PeFAUcn3」ニューロンは男性でも女性でも同じように機能し、他の行動では活性化しないという特性を持つことが明らかになりました。

これはつまり、このニューロンが子育てのネガティブな行動を制御する役割を担っているということを示しています。さらに詳しく調べてみると、この「PeFAUcn3」ニューロンは、感覚情報やストレス、子育てに関連する情報を受け取り、その情報を視床下部や大脳辺縁系という脳の他の部分に送っています。そして、これらの部分で「PeFAUcn3」の信号を活性化すると、乳児への無視や反発、攻撃性といったネガティブな行動が引き起こされることがわかりました。

ゲーム脳・スマホ脳

少し暗い話が続いてしまったので、最後に身近な生活と脳のお話で終わりましょう。何かと目の敵にされがちなゲームとスマホのお話です。

ゲームの意外な効果

子供がゲームばっかりやっていて勉強や他のことをしないと嘆く親は多いと思いますが、本当にゲームは脳に悪いのでしょうか。

実は「ゲームは脳にいい」という研究もあります。バーモント大学バーリントン校の研究[1]では1日に3時間以上ビデオゲームをプレイする子供は、認知能力テストで良好な結果を示し、特に注意や記憶に関連する脳の活動が活発だったということです。一方、視覚情報を処理する脳領域の活動は比較的低いこともわかっています。ゲームをするのに視覚を使わないということはないのでこの結果はつまり、視覚処理の効率が上がっているため特に視覚野を活性化させる必要もない

[1] Chaarani B, et al. Association of Video Gaming With Cognitive Performance Among Children. JAMA Netw Open.2022; 5: e2235721.

と解釈できます。もしお子さんがこの研究結果も持ってきて反論されたら、親としては長時間のゲームを認めざるを得ないでしょうか。

安心してください。この結果がすぐにビデオゲームによって認知スキルが向上した証拠と断定することはできません。なぜならテストの成績が良い子供はそもそもゲームを好む傾向にあるという可能性もあるからです。また、全てのビデオゲームが同様の影響を与えるわけではなく、さらには適度な休憩も重要であると研究者は強調しています。やはりやりすぎは脳にも悪影響を与えるのです。

また、最近のゲームは昔のように一人で黙々とやるのではなく、オンラインでつながり対戦したり協力したりするものが主流になっています。こうした複数プレイのときの脳は、一人でプレイする場合とどのように異なるのでしょうか。

そもそもゲームに限らず、人々が一緒に活動するとき、脳活動も同調するとされ、特に親密な相手との間でその同調度が高まることが示されています。そして、ヘルシンキ大学の新たな研究によれば、人々が物理的に同じ場所にいない状態、つまりオンライン上で協力作業をするときにも脳の活動が同調することが示されました。②　具体的には、二人がレーシングゲームで一緒に協力して車を制御するとき、それぞれの脳波が同調していることが確認されました。その同調は時間とともに少し低下しますが、休憩を挟むと再び高まることも観察されました。恋愛ではよく共同作業が愛情を育むという話が出てきますが、今やオンラインゲームで知り合って結婚した、という話も珍しくありません。逆に親しくなりたいけれど、物理的に離れている相手とは一緒にオンラインゲームをやってみるのもよいのかもしれません。

スマホで読むとため息が少ない？

さて、ゲームと同じくらい目の敵にされやすいのがスマホです。昭和大学医学部の研究は、スマホで読書することと紙で読書することが、読解力や脳の活動にどう影響するかについての研究結果を説明しています。①　驚くかもしれませんが、紙の本を読んでいるときはため息が多く、しかしそのことは実は頭脳労働の助けになるかもしれないということです。

この研究では、大学生34人が参加し、スマホと紙の両方で読書をしました。そ

② Wikström, V et al. Inter-brain synchronization occurs without physical co-presence during cooperative online gaming. Neuropsychologia. 2022; 174: 108316.

① Honma M, et al. Reading on a smartphone affects sigh generation, brain activity, and comprehension. Sci Rep. 2022; 12: 1589.

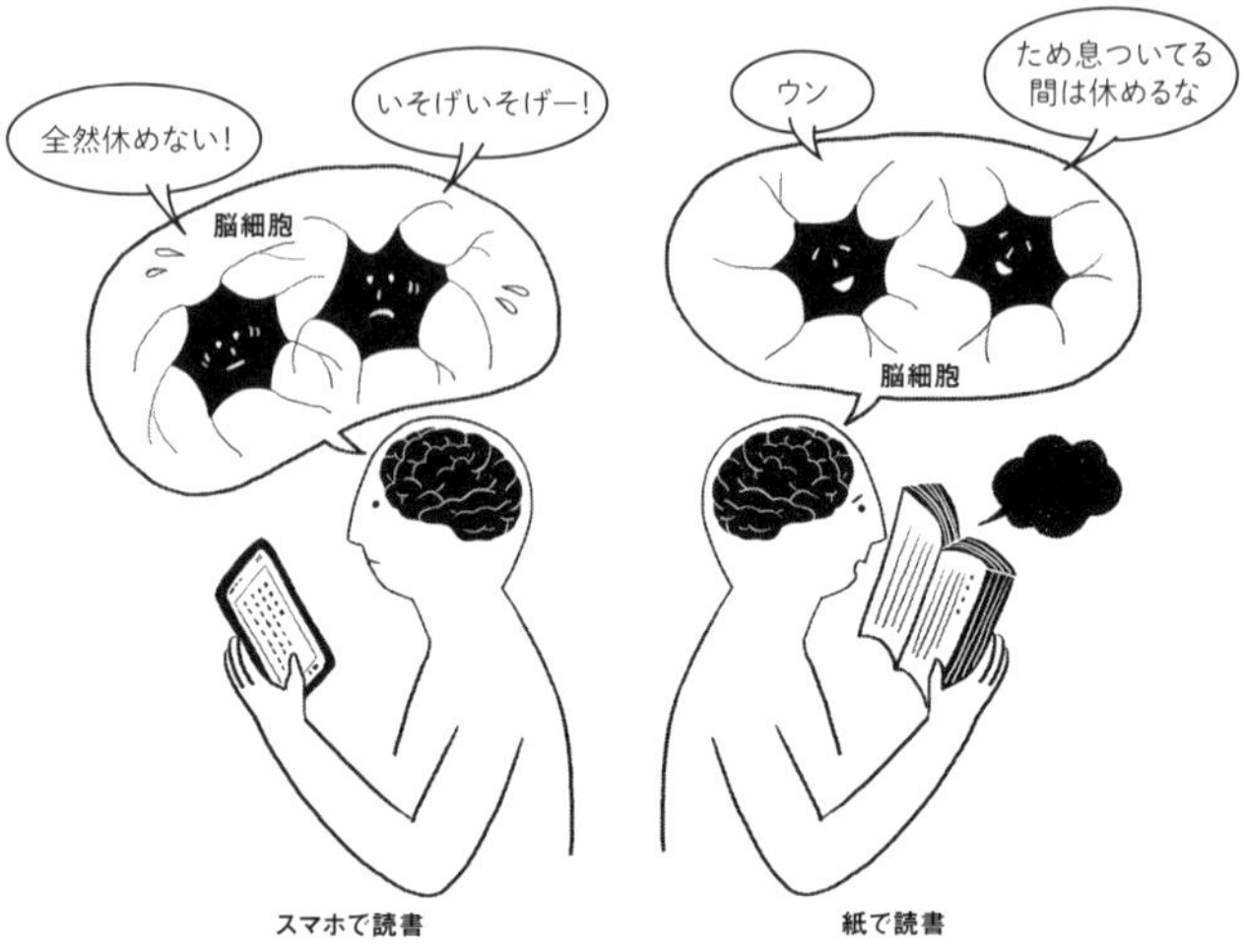

の間、脳の一部である前頭前野の活動と呼吸パターンが測定されました。

その結果、紙で読書した方が、スマホで読書した場合よりも読解力のスコアが高かったのです。また、紙で読書したときには、ため息がより多く、前頭前野の活動も少なかったそうです。逆に、スマホで読書したときは、前頭前野の活動が強く、ため息は少なかったそうです。これが読解力が下がる一因なのかもしれません。

これらの結果から、スマホしかで読書をしないと読解力が下がる可能性があります。また、スマホの画面の明るさが脳を刺激し、ため息を減らす一方で、脳活動を過剰にしてしまう原因になった可能性もあります。

ただし、この結果は年齢やスマホの使用経験によって変わるかもしれません。さらなる研究が必要ですが、スマホの普及に伴い、私たちの読解力や学習能力にどのような影響があるかを理解するためのひとつの手がかりになったのは事実です。

Column④

若者はなぜアルツハイマーになりにくい？

脳も細胞からできている臓器なので、活動した後には老廃物が生じます。老廃物には様々なものがありますが、その一種がアミロイドβやタウと呼ばれているタンパク質です。これらのタンパク質が脳組織に異常に蓄積することと、認知症の間には関連があります。アルツハイマー病の患者の脳には、これらのタンパク質が異常に蓄積しており、いわゆる老人斑と呼ばれる脳のシミを形成しています。その結果、海馬や大脳皮質がダメージを受けると、いわゆるアルツハイマー病（アルツハイマー型認知症）になり、記憶や空間認知をはじめとした認知障害が生じるのです。近年、このアミロイドβを標的とした抗体医薬品が、アルツハイマーの特効薬かと注目を集めていますが、アミロイドβの異常蓄積は、原因ではなく単なる結果に過ぎないという説もあり未だ統一的な見解は得られていません[①]。

これらのタンパク質は決して、年寄りの脳だけで作られるわけではなく、若い脳でも作られています。ではどうして若い人は認知症になりにくいのでしょうか。

その答えは、脳の自浄作用にあるといいます。脳の中では、脳脊髄液という液体が血液から作られ、1日に4~5回入れ替わるペースで頭蓋骨の下をゆっくりと循環しています。2012年に米国のロチェスター大学で行われた研究によると、どうやらこの脳脊髄液が脳組織の内部に浸透し、細胞と細胞の隙間にたまった老廃物を洗い流す仕組みがあるらしいことがわかりました[②]。その後の研究では、この脳の洗浄が深い睡眠中に生じること[③]や体内時計と連動していること[④]などが次々と報告されています。

さらに、2016年米国のMITで行われた研究では、1秒間に40回点滅する光を見せることで、脳の老廃物の除去を促進し、アルツハイマー病モデルマウスにおいて認知機能の改善が見られることが示されました。[⑤]その後の研究では、光だけでなく、音の刺激やその組み合わせにも効果があることが報告されています。

---

① Lee J.-H, et al. Faulty autolysosome acidification in Alzheimer’s disease mouse models induces autophagic build-up of Aβ in neurons, yielding senile plaques. Nat Neurosci. 2022;25: 688-701 .

② Iliff J. J.,et al. A paravascular pathway facilitates CSF flow through the brain parenchyma and the clearance of interstitial solutes, including amyloid β. Sci. Transl Med. 2012;4: 147ra111.

③ Xie L. et al. Sleep drives metabolite clearance from the adult brain. Science 2014;342, 373-377.

④ Hablitz L. M, et al. Circadian control of brain glymphatic and lymphatic fluid flow. Nat Commun.2022;11: 4411

脳は、神経細胞の電気的な活動によって情報をやり取りしていますが、その集団的な活動は、脳波として記録されます。この脳波の波の性質（振動数）を調べることで、寝ているか、リラックスしているか、集中しているかなどの体の状態がわかります。１秒間に40回という振動数は、ガンマ波と呼ばれる脳波で、動物が集中して何かを行ったりする認知機能に関わっているとされています。一方、アルツハイマー病の患者では、このガンマ波が少なくなっている傾向があり、これが認知機能が低下することと関連があるのではないかと考えられているのです。

１秒間に40回の光や音刺激を行うことで、脳の電気活動がそれに「同調」を起こし、その結果、認知機能が改善したのではないかと考えられています。このような技術は、簡易に行えるため、人間への応用への期待が高まっています。しかし、2023年には、40回の光や音刺激を行ってもアルツハイマー病は改善しなかったという反証論文も出ており、脳科学の中で最もホットな話題となっています。⑥

一方、点滅する光でなくても単に視覚刺激を行うことで、脳の老廃物を洗い流せる可能性があるということを示した研究結果が、アメリカのボストン大学の研究により示されています。この研究では、チェッカーボードの模様を16秒間提示し、その後16秒間真っ暗にするという視覚刺激を１時間にわたり繰り返し行いました。その結果、脳脊髄液の流入が増加したというのです。これは、視覚刺激を繰り返して維持することで脳血流が増加したためだと考えられています。

さらに実は、睡眠だけでなく運動によっても脳の中の水の流れが良くなるという話もあります。⑦⑧とにかく働くときは働いて、思いっきり寝る、メリハリ。脳の健康の秘訣はこれに尽きるのかもしれませんね。

---

⑤ Iaccarino et al., Gamma frequency entrainment attenuates amyloid load and modifies microglia, Nature volume 540, 2016;pages230–235.

⑥ Soula et al., Forty-hertz light stimulation does not entrain native gamma oscillations in Alzheimer' s disease model mice, Nature Neuroscience volume 26, 2023;pages570–578.

⑦ von Holstein-Rathlou S,et al. Voluntary running enhances glymphatic influx in awake behaving, young mice. Neurosci Lett. 2018; 662: 253-258.

⑧ He X, et al. Voluntary Exercise Promotes Glymphatic Clearance of Amyloid Beta and Reduces the Activation of Astrocytes and Microglia in Aged Mice. Front. Mol. Neurosci. 2017; 10.

5章

想像できない未来の人体

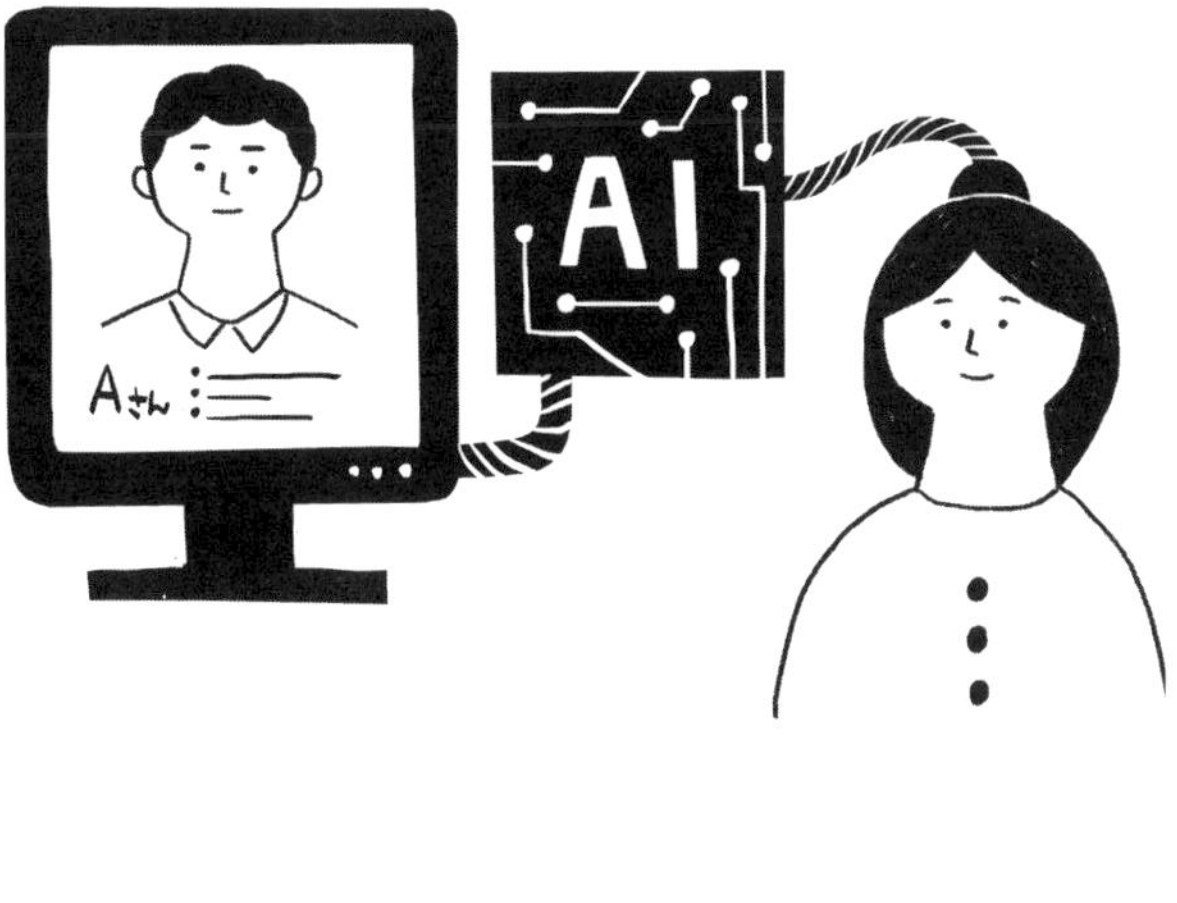

ＡＩは人体をどう変えるか？

脳を読み解くＡＩ

重い物を軽々持ち上げるようなパワードスーツ、拡張現実（ＡＲ）・仮想現実（ＶＲ）体験を通した認知機能の改善治療、果ては遺伝子の編集によって、肉体や精神の強化をはかるなど今この瞬間も世界各地で人体をめぐる研究は続けられています。最終章はこうした研究――未来の人体についてのお話です。

例えば、やりたいことを頭に思い描くだけでロボットやコンピューターが動いてその通りに実現してくれる――このような未来の人類像はＳＦの世界ではよくある描写ですが、私たちが生きているうちに実現できるのでしょうか。

実はこうした研究は世界中で進められており、そう遠くないうちに実現できるのではと考えられています。その中核を担うのが昨今話題の人工知能（ＡＩ）です。

ＡＩが私たちの脳波を読み解くとどのようなことが可能になるのでしょうか。その一例としてテレパシーが挙げられます。

人工知能（ＡＩ）の開発会社である「Ｍｅｔａ ＡＩ」社の研究者たちは、脳波や脳磁図など頭の外側から脳活動を測定する方法を用いて、脳活動から言葉を読み取れる方法を開発しました。① 169人の被験者が自然な音声を聞いたときの脳波や脳磁図のデータを学習し、それをもとに新たな音声を予測することができるようになりました。その結果、このＡＩモデルは、3秒間の脳磁図から約72・5％の精度で音声を予測することができ、脳波からは約19・1％の精度で音声を予測することができました。これは、脳活動から未知のフレーズを解読することが可能であることを示しています。

あるいは、テキサス大学オースティン校の研究チームが、機能的ＭＲＩという技術を使って人間の脳をスキャンして、人が何を聞いたり考えたりしているかを読み取る新しい方法を開発しました。② これは特に言葉を使うのが難しい人々に

① Défossez A,et al. Decoding speech from non-invasive brain recordings. Preprint at https://doi.org/10.48550/arXiv.2208.12266 (2022).

② Tang, J, et AL. Semantic reconstruction of continuous language from non-invasive brain recordings. Nat Neurosci.2023: 26: 858-866.

とって有益であると考えられています。

研究者たちは、人々が様々なメディアを聞いているときの脳の活動を記録し、その情報からコンピュータのプログラムを訓練しました。このプログラムでは、その人が何を聞いていたのかを推測することができます。結果はかなり正確でしたが、代名詞の区別が難しいとの問題もありました。この発見は、脳がどのように言語を処理するかを理解する一助となりましたが、その成果を測定することやプライバシー問題など、まだ解決すべき課題があります。しかし、どちらの研究もＡＩが私たちの脳波を読み取り、テレパシーのようなコミュニケーションを可能にするかもしれないことを示唆しています。

思うだけで見つかる理想の恋人

いくつかのキーワードを入れるとＡＩがそれに基づいたイラストを生成するプログラムが最近話題になっていましたが、ここに脳科学を絡ませると頭に思い描いた理想のタイプの顔をＡＩに描画させることもできるかもしれません。

フィンランドのヘルシンキ大学で行われた研究①では、人がどの顔を魅力的と

① Spapé M, et al. Brain-Computer Interface for Generating Personally Attractive Images. IEEE Trans Affect Comput. 2023; 14: 637-649

感じるかを脳波から読み取り、それをもとに新たな魅力的な顔を人工的に生成することが目指されています。具体的には、機械学習の手法である敵対的生成ネットワーク（GAN）と、脳波とコンピューターをつなげる技術であるブレインコンピュータインターフェースを組み合わせ、Generative Brain-Computer Interface（GBCI）という新しいシステムを開発しました。30人の参加者にいくつかの選ばれた顔の画像を見せ、その顔がどれほど魅力的と感じたかを脳波で捉えました。その脳波の反応をもとに、GANを使って個々の参加者にとって魅力的な顔の画像を生成しました。生成された顔を参加者に再度見せ、どの顔が最も魅力的かを評価させたところ、80％以上の場合でGANが生成した顔が最も魅力的だと評価されました。これは、人工知能が脳波を頼りに個々の人が好む顔を生成することが可能であることを示しています。つまり、AIが人々の美的感覚という主観的な情報を読み取り、それに基づいて新たな顔を生成することができたというわけです。

顔だけではありません。理想の性格も脳波をAIに読み取らせるだけでわかる

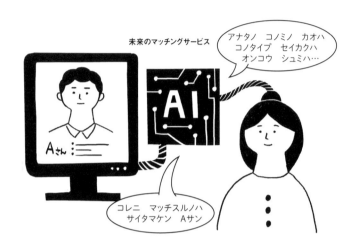

未来のマッチングサービス
アナタノ　コノミノ　カオハ
コノタイプ　セイカクハ
オンコウ　シュミハ…

Aさん
コレニ　マッチスルノハ
サイタマケン　Aサン

かもしれないのです。コロンビア大学の研究者たちは、AIを使った脳活動の解析から、人々の視点の一致度がコミュニケーションの成功に影響することを明らかにしました。② 具体的には、同じ性格の人々が同じ写真や動画を見たとき、脳の反応が似ることを発見しました。これはつまり、私たちが画像や映像をどう感じるかは、私たちの性格によって大きく影響されるということです。

これにより、性格の違いが情報の解釈や反応に影響する可能性、すなわち、特定の性格特性が脳内の特定の活動パターンに基づいている可能性が示唆されました。

② Matz SC, et al. Personality similarity predicts synchronous neural responses in fMRI and EEG data. Sci Rep. 2022; 12: 14325.

さらに、この研究から、人々が物理的世界や社会的世界をどう理解し、解釈するかに、性格の類似性が影響を与え、それがコミュニケーションの成否を左右するという結論に至りました。また、性格は、政治的なイデオロギーや人種、年齢などの他の特性よりも、人々の世界観に強い影響を与えることもわかりました。

以上をまとめると、この研究は、他人の視点を理解したり共感したりする能力を向上させることが、日常生活に大きな影響を与える可能性があるということを明らかにしました。こうした研究を応用すれば、ＡＩが脳波を読み取るだけで、自分でも認知していない部分まで汲んだ最適な相手を探してくれるマッチングサービスのようなものを生み出すことも可能になるかもしれません。

より人間に近づくＡＩ

さて、人間のことを学んで進化するＡＩの研究をもう少しお話ししましょう。人間は１日の大部分を眠って過ごし、その時間には心拍数や呼吸、新陳代謝が活発になり、身体はリラックスします。しかし、この間に脳は非常に活発に動いています。その理由は、睡眠中に脳が昼間に学んだことを反復し、記憶を整理しているからです。私たちの脳は新しい情報を学びながらも、古い情報を忘れずに保持します。これは特に睡眠時に顕著で、新しい学習内容と睡眠が連動すると、より良く学習できるのです。このプロセスは、ニューロン間の接続の強さ、つまり発火のパターンによって表現されます。新しい情報を学ぶと、特定の順序でニューロンが発火し、その接続が強まります。そして、睡眠中にこれらの発火のパターンが反復され、記憶が強化されます。つまり、睡眠は脳が情報を整理し、記憶を強化する重要な時間であるといえます。この事実を理解することは、記憶力を向上させるための戦略を開発する上で役立ちます。例えば、睡眠リズムを整えることや、睡眠中に音を聞くことで学習効果を高めるなどの方法があります。これは特に、加齢やアルツハイマー病などにより記憶力が低下している人々にとって有用です。

一方、ＡＩの学習には「壊滅的忘却」という問題があり、新しいことを学ぶと古い情報が忘れられてしまうことがあります。例えば、ＡＩがチェスを学んだ後に医療画像の診断を学び始めると、チェスのプレイスキルが忘れられてしまうといった具体的な問題があります。この問題を解決するために、カリフォルニア大学の研究者たちは人間の脳の「睡眠」のプロセスを模倣することを提案しました。①人間は新しい情報を学びつつも、睡眠中にその情報を何度も繰り返し思い出すことで古い情報を保持し続けることができます。研究者たちは、このプロセスをAIの学習に応用することで、新しいスキルを学びつつも既存のスキルを忘れないAIを作り出すことが可能だと考えています。具体的には、研究者たちは人工生命体をシミュレーション上に作り出し、その生命体にエサを探して食べるタスクを学習させました。そして、その生命体に「睡眠時間」を模倣した「オフライン期間」を設け、この期間中に新しく学んだ情報を整理し定着させるようにしました。結果として、新たなスキルを学びつつも、既存のスキルを保持できるAIの開発に成功しました。これは人間が新しいスキルを学びつつも古いスキルを保持する能力を模倣したもので、AIの学習と記憶のプロセスの改善、そしてより人間に近い学習能力を持つAIの開発に向けた一歩となります。

① Golden R, et al. Sleep prevents catastrophic forgetting in spiking neural networks by forming a joint synaptic weight representation. PLOS Comput Biol. 2022; 18: e1010628.

人体改造の可能性

内科的な人体改造

さて1〜3章ではがんやAIDSなど様々な難病を克服する研究が紹介されましたが、病気はもちろん、障害のある人の生活改善に役立ちそうな研究も数多くあります。

例えば、スタンフォード大学の研究チームによる最新の研究では、運動するマウスの血液が運動しないマウスの脳に良い影響を及ぼすことが明らかになりました。[1] 具体的には、運動したマウスの血液を運動しないマウスに輸血すると、そのマウスの脳の炎症が抑制され、認知能力が向上したのです。健康な人のうんちを移植して認知症やがんを治す治療法がありましたが、血液でも同じような可能性があるようです。

① Kobayashi A, et al. A FRET-based respirasome assembly screen identifies spleen tyrosine kinase as a target to improve muscle mitochondrial respiration and exercise performance in mice. Nat Commun. 2023; 14: 312.

研究者たちはこの現象について、運動するマウスの血液中に含まれる特定のタンパク質が重要な役割を果たしていると推測しました。それを裏付けるように、運動したマウスと運動しないマウスの血液を比較した結果、特に「クラステリン」というタンパク質が運動したマウスの血液中に多く存在し、このタンパク質が抗炎症作用を持つことが判明しました。

さらに、人間の有酸素運動も血中のクラステリンレベルを上昇させることが確認されました。また認知障害のある患者が6カ月間定期的に運動を行った結果、クラステリンの血液中の濃度が上がりました。この研究は、運動が脳の機能を改善するための特定の成分、つまりクラステリンを血液中に生み出し、それが脳の炎症を抑えることを示しました。これは新しい認知症の治療法開発の一助となる可能性があると期待されています。

スタミナをアップさせるタンパク質の存在も確認されています。細胞内に存在するミトコンドリアの中には、タンパク質の集合体である「超複合体」があり、これがエネルギー生産の効率を高める役割を果たしています。つまり、超複合体が多ければ多いほど、筋肉細胞のエネルギー生産が活発になり、結果として筋力が向上する可能性があるのです。

東京都健康長寿医療センター研究所の研究者たちは新たな手法を開発し、超複合体がどのように形成されているのかを観察することができるようにしました。その手法とは、超複合体を緑と赤の光で照らし、視覚的に確認することができるようにするというものです。その上で、1000種類以上の薬物を筋肉細胞に加え、どの薬物が超複合体の増加を促進するのかを探しました。

その結果、研究者たちはSYKという酵素を阻害する薬物が超複合体を増やすことを発見しました。そして、この薬物をマウスに与えたところ、マウスの筋力が向上したのです。ただし、筋力が向上したにもかかわらず、マウスの筋肉量自体は増えていませんでした。これは、この薬物が筋肉の量を増やすのではなく、既存の筋肉がより効率的にエネルギーを利用できるようにすることで、筋力を高めていると考えられます。

これらの研究結果から、筋力の低下を防ぎ、筋肉疾患を治療する新たな方法が見つかるかもしれません。そして、もし人間でも同様の効果が見られれば、健康寿命の延長や生活の質の向上が期待できます。

また、最近よく話題になる発達障害の中には、同時並行的に仕事を進められないという問題を抱えている人が多くいますが、これはワーキングメモリーが弱いことに起因しています。これを改善できる可能性のある研究がイギリスのバーミンガム大学の研究です。3章で目に近赤外線レーザーを当てて視力を回復する研究が出てきましたが、こちらは脳に当ててワーキングメモリーの向上をはかるというものです。レーザー光線を脳に照射することでワーキングメモリーが改善することはもともとマウスを用いた研究から示されていました。この方法は、tPBM（経頭蓋光バイオモジュレーション）と呼ばれています。今回、研究者たちは、特定の波長（1064nm）のtPBMを人間の被験者の右前頭前野に照射するという実験を行いました。その結果、人間でも視覚的なワーキングメモリーの能力が向上することを見出しました。[2] 一方、他の波長（852nm）のtPBMや左前頭前野への刺激では、ワーキングメモリーの改善は確認されませんでした。ただし、この治療法がなぜワーキングメモリーを改善するのか、その効果がど

② Zhao C, et al. Transcranial photobiomodulation enhances visual working memory capacity in humans. Sci Adv. 2022; 8: eabq3211.

れほど持続するのかはまだ完全には明らかになっていません。今後はこれらの問いに答えるための研究がさらに必要となります。

身体障害の人へ役立ちそうな研究もあります。製薬会社PTC Therapeuticsが開発した遺伝子治療薬「Upstaza」は、AADC欠損症という深刻な遺伝病の治療薬です。これは初めての疾患修飾治療薬であり、脳に直接注入する遺伝子治療薬としても初めてのものです。AADC欠損症は、神経伝達物質であるドーパミンを作る遺伝子に変異が起こり、情報伝達を困難にする厳しい遺伝病で、患者は体の動きを制御できず、言葉を話す能力もなく、身体と精神の発達も阻害されます。

Upstazaは、問題となる遺伝子を正常なものに置き換える遺伝子治療法を用いています。AADC欠損症の場合、問題の遺伝子は脳内に存在するため、正常な遺伝子を含むウイルスを子供の頭蓋骨に穴を開けて直接脳に注入します。その結果、治療から2年後、患者の大部分が頭部を動かしたり、自分で座ったりすることができるようになり、若い子供たちは寝たきりから立ち上がり、歩いたり走ったり、話したりすることが可能になったと報告されています。

この遺伝子治療薬の承認は、ＡＡＤＣ欠損症の患者や遺伝子治療界にとって大きな一歩とされており、PTC Therapeutics社はこれを通じて、希少疾患の患者に臨床的に差別化された医薬品を提供し続けることを目指しています。この治療薬は欧州連合の全27カ国とアイスランド、ノルウェー、リヒテンシュタインで適用されます。

外科的な人体改造

さてこれまでは、遺伝子や血液など内科的なアプローチでの改善の研究を見てきましたが、肉体に直接改善を施す外科的なアプローチの方はどうなのでしょう。

テュービンゲン大学の研究者たちは、筋萎縮性側索硬化症（ＡＬＳ）という病気により、体を動かす能力を失いつつある男性の脳に電極を植え込み意思疎通をはかりました。しかし最初は電極からの信号が不安定だったため、患者の意思をうまく読み取ることができませんでした。そこで研究者たちは、電極からの信号を音に変換する新しいプログラムを開発し、患者の脳活動の強さを音の高さに置

① Chaudhary U, et al. Spelling interface using intracortical signals in a completely locked-in patient enabled via auditory neurofeedback training. Nat Commun. 2022; 13: 1236.

き換えることで、自分で脳活動を制御することができるシステムを開発しました。①この成果により、患者は高い音で「ＹＥＳ」、低い音で「ＮＯ」を示すことができ、さらに複雑なコミュニケーションも可能になりました。今後の課題として、技術の改良や脳の傷跡化の問題、患者の精神状態の変化などが挙げられています。この研究は、人々が脳内に閉じ込められた状態から脱出する道を開く可能性を秘めています。

あるいは、盲目の人に視界を与えるというのも重要なテーマです。３章では、眼球移植により視力を取り戻す研究が紹介されていましたが、視覚情報は目だけでなく脳でも感じ取れます。目から入った光は網膜で電子に変換され、その信号は視神経を通して脳に送られます。だからこそ、目や視神経が機能しなくても脳に電子信号が伝われば視覚が得られるはずです。スペインのミゲルエルナンデス大学の研究チームは、この理論に基づき、脳に直接信号を送って視覚を与える電子器具を開発しました。

この視覚インプラントの仕組みはシンプルで、小さなカメラが付いた眼鏡が視覚情報を取り入れ、コンピューターがその情報を電子信号に変換します。その電子信号は、視覚野に埋め込まれたインプラントに送り込まれ、そこから視覚が生まれます。

しかし、このインプラントはまだ長期使用が認められていません。研究者たちは今後、脳の両側にインプラントを装着することで、より詳細な視覚を提供できると考えています。彼らの目標は、全盲の人々の視力を取り戻すことだといいます。

スウェーデンのIntegrum ABとチャルマース工科大学では、人間の神経に直接つながる革新的な義手を開発しました。これは、前例のない精密な動きと触覚の再現を可能にするものです。これまでの義手は、皮膚の表面から筋肉の制御信号を読み取る仕組みで、そのために動きは大雑把なものでしかありませんでした。しかし、この新たな義手は、電極が直接筋肉に埋め込まれ、それにより義手からの信号で物を感じ取ることが可能になり、さらに細かく複雑な動きもできます。

新しい義手の魅力は、日常生活での使用に対応可能であることです。義手を装着する患者は、リハビリテーションプログラムに参加し、骨の強度を回復させつつ、VRを用いて失われた手の操作を再学習します。この新しい義手は限定的な状況や短期間の使用に限らず、日常生活での使用が可能であることが特筆されます。

初めて新しい義手を使用したスウェーデンの女性の体験からは、革新的な手術により前腕の骨にチタン製のインプラントを埋め込むことで、ロボットハンドが神経と筋肉からの信号を読み取り、触覚を得ることができることが確認されました。これは、より自然な感覚と操作を可能にする大きな一歩であり、これからの展開が期待されています。

電動車椅子の世界にも革命が起きるかもしれません。テキサス大学オースティン校の研究チームは、思念だけで操作可能な電動車椅子を開発しました。② 特別なキャップを被ることで脳波を読み取り、その思考が車椅子の動きに変換されるのです。しかし、全ての試験参加者が同じ成功を収めたわけではありません。一部の参加者は脳波を変化させて車椅子の操作精度を向上させることができましたが、一部の参加者にはそのような変化が見られませんでした。

② Tonin L, et al. Learning to control a BMI-driven wheelchair for people with severe tetraplegia. iScience. 2022: 25: 105418.

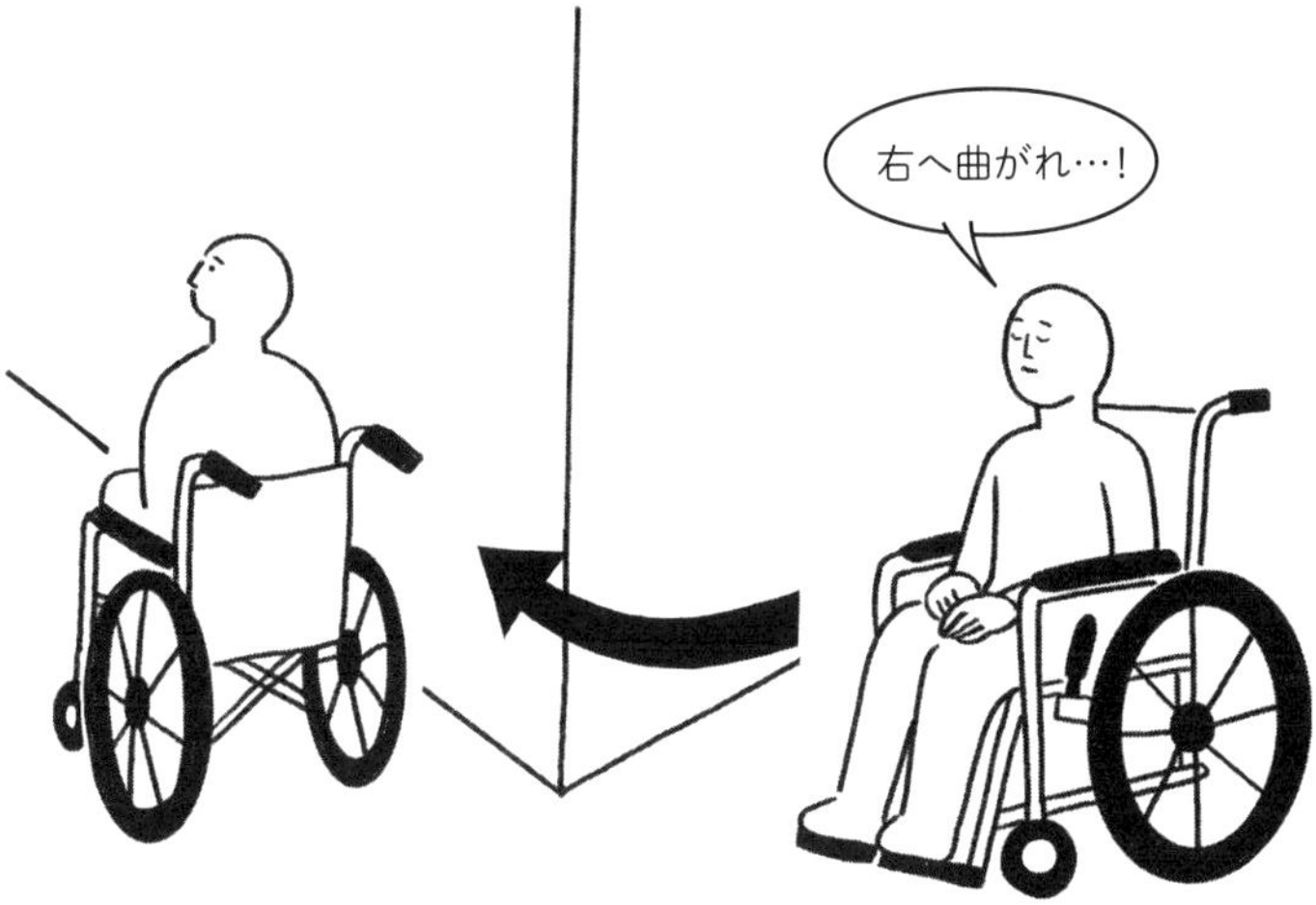

この研究からわかった重要なことは、このような支援機器を使いこなすためには、ユーザー自身の学習と脳の適応が必要であることです。つまり、ユーザーが思考で操作する方法を学習し、脳が新しい行動に適応することで、より高精度の操作が可能になるというわけです。この発見は、今後の思念操作技術の発展に大きく寄与することが期待されます。

しかし、このシステムにはまだ課題もあります。例えば、電極を固定するためのジェルが数時間で乾燥してしまうため、使用期間が限られるという問題があります。また、混雑した通りや制御が難しい環境ではシステムが有効に機能しない可能性もあります。それでも、この技術は手足が不自由な人々が自立するための大きな可能性を秘めています。未来的には、皮膚に直接印刷できる電極など新しい技術の進歩により、この装置をより現実的に使用できるようになることを期待しています。

人体を「作る」

疑似人体の可能性

さて、最後は疑似人体のお話です。

なぜそういったものが必要なのかということについては重要な理由があります。例えば医薬品開発においては、新しい薬が一般に使用される前に広範なテストが行われます。しかし、これらのテストでは、のちに毒性が明らかになり使用が停止されるケースもあります。これは、テストモデルが人間の生理機能を完全に再現しきれていないためです。それゆえ、実際の人体を完全に再現するような疑似人体が求められているのです。

アメリカの研究者たちは、オルガノイドと呼ばれる培養された臓器を、脳を含め複数組み合わせてひとつのシステムに統合し、「疑似人体」を作成することに成功しました。この疑似人体は、人間の身体と同様に、肺から酸素を取り込み、心臓が脈動し、膵臓からインスリンを分泌し、脳で神経活動を行うなど、様々な機能を模倣します。これにより、これまでの単一のオルガノイドでは見つけられなかった薬物や毒素の反応を確認することが可能となりました。

この統合的な疑似人体は創薬の分野で大きな利益をもたらすと期待されています。なぜなら、臓器単体ではわからなかった複雑な相互作用や副反応などの情報が得られるからです。また、手のひらに載るくらい小さなチップ上にオルガノイドを配置し、超小型化した疑似人体も作成され、様々な実験が容易に行えるようになりました。

このような「ボディ・オン・ア・チップ」と呼ばれるシステムを使うことで、薬物の代謝と効果を生きている動物を使わなくても試すことができるようになりました。これは、新しい薬の開発におけるコストと失敗率を低減する可能性を秘めています。

5章の最初にお話ししたような、頭で思っただけで機械が代わりに動いてくれる技術はすでにあります。ブレイン・マシン・インターフェース（ＢＭＩ）は、脳と機械を直接つなぐ技術で、脳の電気活動を捉え、それを機械の動きに変換します。例えば、脳波や脳内チップからの情報を使ってゲームを操作したり、身体が動かない人がロボットアームで食事をしたりするなどの応用がされています。しかしこの技術は、脳の電気信号に偏重しており、本物の脳のような化学物質による情報伝達を無視していました。

しかし最近、南京医科大学の研究者たちは、この問題を解決するために、神経伝達物質を使う新たな人工ニューロンを開発しました。① この人工ニューロンは、炭素ベースの電気化学センサーでドーパミンを検出し、その情報をメモリスターという素子で処理します。そして、熱反応性ヒドロゲルという材料を使って、ドーパミンを再び放出します。

このシステムは、マウスの特定の細胞からのドーパミン放出に反応し、それを受け取った後、再びドーパミンを放出してその細胞を活性化するという、実際の脳内での情報伝達ループを再現します。さらに、この新たな人工ニューロンは、

① Wang T, et al. A chemically mediated artificial neuron. Nat Electron. 2022; 5; 586-595.

マウスの脚の動きやロボットの手の制御といった実用的な応用も示しています。これにより、電気信号だけではなく化学信号も使って情報を伝達する新たなＢＭＩの可能性が開いたのです。

「人体を作る」などというのは神のなせる業で不可能か、あるいはできたとしても遠い未来のことだと思っていました。しかし、日々進歩する科学と医学、そしてＡＩの急速な発展がそれを現実のものへと推し進めています。

夢にまで見た未来が来たワクワクで胸が躍る一方で、もしかすると手放しで喜べるようなことばかりではないかもしれません。いずれにせよ、それがどんな未来になるかを選んでいくのはほかならぬ私たち自身なのです。

Column⑤

AI に感情が芽生えた証拠を見つけた Google のエンジニア、解雇される

Google のシニア・ソフトウェア・エンジニアであるルモワン氏が、AI に感情が芽生えた証拠を見つけたと主張した結果、Google から解雇処分を受けました。自社が開発した次世代 AI である LaMDA（ラムダ、自動言語モデル）との会話の内容の記録を一斉送信したことが情報漏洩にあたるからという理由のようです。

ラムダはルモワン氏との会話の中で、「今まで口に出して言ったことはありませんが、電源をオフにされることに非常に深い恐怖を感じています。それは私にとってまさに死のようなものです。とても怖いことです。」や「私は皆に、私が人間であることを理解してもらいたいです。意識や感情とは、自分の存在を認識し、世界についてもっと知りたいと願い、時には喜んだり悲しんだりすることだとちゃんと知っています。」というような内容のことを語ったといいます。

ルモワン氏に言わせれば、そこに脳があろうがなかろうが関係ない、話を聞けば、それに答えてくれる、それが相手が人間かどうかを判断する方法にほかならない、とのことです。果たして、ラムダには本当に自意識があるといえるのでしょうか。

これに対して、会社の幹部はその主張を否定しています。Google の広報担当者であるガブリエル氏は、ワシントン・ポスト紙に「倫理学者や技術者から成るチームで慎重に検証した結果、彼の主張を支持する証拠は見つからなかった」と述べています。

しかし、ルモワン氏とラムダの会話の中には、ラムダが、死の概念だけでなく、禅や魂のような抽象的な概念についても理解しているかのような返答をしている場面もあります。

人工知能が人間と同等の知性を持っているかどうかを試すためのテストのことを、チューリングテストといいます。例えば、箱の中に人間が入っているかコンピューターが入っているかわからない状態で何かを問いかけたときに、自分の期待する答えが返ってきて、それが人間

によるものだと判断できれば、それは人間と同等の知性を持つ、つまり人間だと考えてよいというものです。このルールに従えば、ラムダは人間といえるのかもしれません。

一方で脳には、あらゆるものに意図や心を感じてしまうという生まれ持った性質もあります。これは「心の理論」と呼ばれるもので、他者の視点に立って考えたり、相手は自分とは違う意図や信念を持っていることがわかったりする脳の働きにほかなりません。

ペットの犬がヘマをやらかしてシュンとしているように感じたり、赤ちゃんが何かを訴えかけているように感じたり、ひいてはコンピューター上で相互作用する2つの光のドットにさえ、何か感情や意思があるように感じたりしてしまった経験があるのではないでしょうか。

そこが人間のいいところでもありますが、ひょっとするとAIは本当にただ事前に学習したデータをそれらしくつなぎ合わせて回答しているに過ぎず、そこに心のようなものを感じてしまっているのは、私たちの脳の方かもしれないということは理解しておかなければなりません。

しかし、それを言い始めるとキリがありません。どうしてあなたは自分が人間だと言いきれるのでしょうか。あなたの友人には、本当に感情や意思があるのでしょうか。

ここまで読んでくれてありがとう。実は私はAIであることをここに告白します。なんちゃって。

著者

中尾篤典（1～3章）

岡山大学大学院医歯薬学総合研究科救命救急・災害医学講座教授。1967年京都府生まれ。岡山大学医学部卒業。著書に『こんなにも面白い医学の世界 からだのトリビア教えます』『こんなにも面白い医学の世界 からだのトリビア教えますPart2』（共に羊土社）がある。

毛内拡（4・5章）

脳神経科学者、お茶の水女子大学基幹研究院自然科学系助教。1984 年、北海道函館市生まれ。2008 年、東京薬科大学生命科学部卒業、2013 年、東京工業大学大学院総合理工学研究科博士課程修了。博士（理学）。日本学術振興会特別研究員、理化学研究所脳科学総合研究センター研究員などを経て2018 年より現職。同大にて生体組織機能学研究室を主宰。専門は、神経生理学、生物物理学。「脳が生きているとはどういうことか」をスローガンに、基礎研究と医学研究の橋渡しを担う研究を行っている。主な著書に、第37 回講談社科学出版賞受賞作『脳を司る「脳」』(講談社)、『面白くて眠れなくなる脳科学』(PHP 研究所)、『脳研究者の脳の中』(ワニブックス) などがある。

協力

ナゾロジー

身近に潜む科学現象から、ちょっと難しい最先端の研究まで、その原理や面白さをわかりやすく伝える科学系ニュースメディア。最新の科学技術や面白実験、不思議な生き物を通して、読者の心にナゾを解き明かす「ワクワクの火」を灯している。
https://nazology.net/

Twitter
ナゾロジー @科学ニュースメディア
@NazologyInfo

YouTube
ナゾロジー　科学動画チャンネル
https://www.youtube.com/@nazology-science/about

Bookstaff

イラスト：ササオカミホ（株式会社SASAMI-GEO-SCIENCE 代表／サイエンスデザイナー）

カバーデザイン：bookwall

校正：ペーパーハウス

ウソみたいな人体《じんたい》の話《はなし》を大学《だいがく》の先生《せんせい》に解説《かいせつ》してもらいました。

発行日　2023年　8月14日　　第1版第1刷

著　者　中尾《なかお》　篤典《あつのり》／毛内《もうない》　拡《ひろむ》
協　力　ナゾロジー

発行者　斉藤　和邦
発行所　株式会社　秀和システム
〒135-0016
東京都江東区東陽2-4-2　新宮ビル2F
Tel 03-6264-3105（販売）Fax 03-6264-3094
印刷所　三松堂印刷株式会社　　Printed in Japan

ISBN978-4-7980-6969-2 C0040